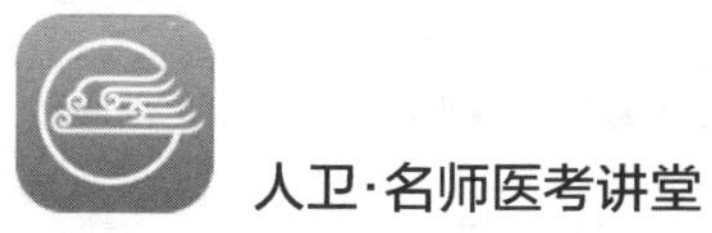

临床执业助理医师
医学综合

第一分册 / 消化系统
其他疾病

人卫医考名师专家组　编写

人民卫生出版社
·北　京·

图书在版编目（CIP）数据

人卫·名师医考讲堂. 临床执业助理医师医学综合/人卫医考名师专家组编写. —北京：人民卫生出版社，2022. 2

ISBN 978-7-117-32276-8

Ⅰ. ①人… Ⅱ. ①人… Ⅲ. ①临床医学-资格考试-自学参考资料 Ⅳ. ①R4

中国版本图书馆 CIP 数据核字(2021)第 210727 号

人卫·名师医考讲堂

临床执业助理医师医学综合

Renwei Mingshi Yikao Jiangtang

Linchuang Zhiye Zhuli Yishi Yixue Zonghe

编　　写：人卫医考名师专家组
出版发行：人民卫生出版社（中继线 010-59780011）
地　　址：北京市朝阳区潘家园南里 19 号
邮　　编：100021
E - mail：pmph @ pmph. com
购书热线：010-59787592　010-59787584　010-65264830
印　　刷：廊坊一二〇六印刷厂
经　　销：新华书店
开　　本：787×1092　1/32　总印张：52. 5　总字数：1035 千字
版　　次：2022 年 2 月第 1 版
印　　次：2022 年 3 月第 1 次印刷
标准书号：ISBN 978-7-117-32276-8
定价（全 5 册）：159. 00 元
打击盗版举报电话：010-59787491　E-mail：WQ @pmph. com
质量问题联系电话：010-59787234　E-mail：zhiliang @pmph. com

出版说明

为贯彻医师资格考试相关文件精神，帮助广大考生更好地了解考试内容，准确把握考试重点，有针对性地做好考前复习，我们专门组织国内一线培训名师，结合最新考试大纲的要求，参考历年考点分布情况，组织编写本套丛书，并由人民卫生出版社出版发行。

本套丛书打破目前大部分医师资格考试类用书内容覆盖考纲全部内容的模式，分为实践技能和医学综合两本，其中医学综合又按照考试科目、临床专业、系统分类等内容维度，结合考点分值占比分为五个分册。全书设置五个板块：【考情分析】帮助考生直面高频考点，科学安排复习时间；【名师精讲】以最新考纲为准，以具体考点为基，简明扼要，总结提示，考点内容纵横联系，对比记忆，并配合赠送精讲视频供考生同步学习；【名师助记】将难记知识点总结成口诀，帮助考生轻松记忆；【自测摸底】与【仿真自测】方便考生进行学习前后的自测，举一反三，强化记忆。本套丛书突出特色体现在以下三个方面：

1. **重点突出，内容精练**　本套丛书内容虽然不覆盖考纲所有内容，但**覆盖所有高频考点**，即“身材小，胸怀广”,可以帮助考生用最短的时间集中精力复习80%以上的重点内容,取舍得当,高效备考。此外,“实践技能”按照最新考试三站式的内容顺序编排,方便考生沉浸式复习,在备考过程中逐步适应考试流程,熟悉考试方式。

2. **名师指点,数据支持** 本套丛书将**名师指导、线上课程、指导用书**三者捆绑在一起,方便考生线上、线下双线复习,随时随地与名师“面对面”交流。重要考点搭配相应视频内容,名师讲解均在15分钟以内,考生可利用碎片时间随时随地观看短视频。本套丛书的考情分析均来源于“人卫智网——考试”题库的数据分析,实时追踪,内容原创,科学可靠。

3. **考练结合,使用方便** 本套丛书**搭配刷题线上平台**,复习之后扫码练习,随学随测,及时有效地考查和反馈复习成果,强化记忆。同时,我们深知考生日常临床工作繁忙,复习时间零散,故本套丛书采用**“多留白、小开本”**的设计思路,方便考生将本书放入白大衣口袋中,随时随地学习记录、归纳整理。聚沙成塔,集腋成裘,通过考试,指日可待。

最后,我们希望本套丛书能够成为广大考生复习备考的得力助手,也诚恳地希望广大考生及时反馈在阅读中发现的问题(yszgbooks@pmph.com),以使本套丛书不断完善,更好地为考生服务。

前言

医师资格考试是医师获得从业资格的“独木桥”，是临床工作者必须要面对的“准入性”考试。虽然所有考生都经过了系统的理论学习与临床实践，但是整体考试通过率并不理想。对于医学综合考试，考生普遍反映面临的主要问题是备考时间短、复习内容多，如何合理规划时间、把握重点成为解决这一难题的关键。为此，我们特组织具有丰富培训经验的名师编写了《人卫·名师医考讲堂——临床执业助理医师医学综合》，旨在帮助考生在有限的复习时间内抓重点、得高分。

在本书的编写过程中，编者基于考试大纲，对“人卫智网——考试”题库数据进行了翔实的分析，确定各考点的考频，并按考频确定了各章的内容。考生在准备复习之前首先要研读【考情分析】，明确各章的重点节和关键知识点，同时也确定复习时间的分配。编者希望这些基于数据的可靠分析可以帮助考生做到有的放矢、心中有数。【名师精讲】的内容是对考点的全面梳理。在编写过程中，编者尽可能摒弃传统辅导书中大段的文字，以更为精练的内容、更为醒目的表格为框架，去除“水文”，只留“干货”。【名师助记】是编者对相关重、难点的归纳总结，或是利用一些口诀、歌诀来帮助考生记忆。每节首、尾的【自测摸底】和【仿真自测】中的试题虽然少，但贵在精，都是编者从众多实际考试题目中优选出来的。这些试题既能帮助考生巩固重要知识点,也有利于考生进行实战练习。

本书按知识点分为五个分册。第一分册包括消化系统和其他疾病;第二分册包括女性生殖系统和儿科疾病;第三分册包括呼吸系统、心血管系统、内分泌系统和血液系统;第四分册包括泌尿系统,运动系统,精神、神经系统,风湿免疫性疾病和传染病;第五分册包括基础医学、预防医学和医学人文。本书简洁精练,携带方便,随学随记,实用高效。

在本书的编写过程中,编者以实战为出发点,旨在帮助考生明确"考什么""怎么考""如何记"。建议考生在使用本书时同步学习人民卫生出版社"人卫医学考试"资深辅导专家的课程,互为补充,让备考更全面、更细致。

由于编写时间有限,本书难免存在疏漏和不足之处,恳请广大读者及时反馈发现的问题,以使本书能日臻完善。

人卫医考名师专家组

2021 年 11 月

第一分册目录

第一章　消化系统 ………………………… 1
第一节　食管、胃、十二指肠疾病 ………………… 2
一、胃食管反流病 ………………………… 2
二、食管癌 ……………………………… 6
三、急性胃炎 …………………………… 9
四、慢性胃炎 …………………………… 12
五、消化性溃疡 ………………………… 17
六、胃癌 ………………………………… 28
第二节　肝脏疾病 ………………………… 31
一、肝硬化 ……………………………… 31
二、门静脉高压症 ……………………… 37
三、肝性脑病 …………………………… 41
四、细菌性肝脓肿 ……………………… 44
五、原发性肝癌 ………………………… 47
第三节　胆道疾病 ………………………… 51
一、胆囊结石 …………………………… 51
二、急性胆囊炎 ………………………… 53
三、肝外胆管结石 ……………………… 56
四、急性梗阻性化脓性胆管炎 …………… 58
第四节　胰腺疾病 ………………………… 61
一、急性胰腺炎 ………………………… 61
二、胰腺癌 ……………………………… 69

第五节 肠道疾病 …… 71
一、溃疡性结肠炎 …… 71
二、急性肠梗阻 …… 77
三、结肠癌 …… 83
第六节 急性阑尾炎 …… 86
第七节 直肠、肛管疾病 …… 93
一、肛裂 …… 93
二、直肠肛管周围脓肿 …… 94
三、肛瘘 …… 96
四、痔 …… 97
五、直肠癌 …… 99
第八节 消化道大出血 …… 102
一、上消化道出血 …… 102
二、下消化道出血 …… 109
第九节 腹膜炎 …… 110
一、继发性腹膜炎 …… 110
二、结核性腹膜炎 …… 113
第十节 腹外疝 …… 118
一、腹股沟疝 …… 118
二、股疝 …… 122
第十一节 腹部损伤 …… 123
一、腹部闭合性损伤 …… 123
二、常见腹内脏器损伤 …… 129
第二章 其他疾病 …… 132
第一节 围术期处理 …… 133
一、术前准备 …… 133
二、术后处理 …… 137
三、术后主要并发症 …… 141
第二节 外科患者的营养代谢 …… 144
一、外科患者的营养需求 …… 144
二、患者的营养补充 …… 146

第三节 感染 …… 151
一、软组织急性化脓性感染 …… 151
二、全身化脓性感染 …… 155
三、破伤风 …… 157
第四节 创伤 …… 160
一、机械性损伤 …… 160
二、烧伤 …… 166
第五节 乳房疾病 …… 172
一、急性乳腺炎 …… 172
二、乳腺囊性增生病 …… 174
三、乳腺纤维腺瘤 …… 175
四、乳腺癌 …… 176
第六节 中毒 …… 182
一、总论 …… 182
二、急性有机磷杀虫药中毒 …… 185
三、急性一氧化碳中毒 …… 189
第七节 中暑 …… 192

第一章

消化系统

【考情分析】

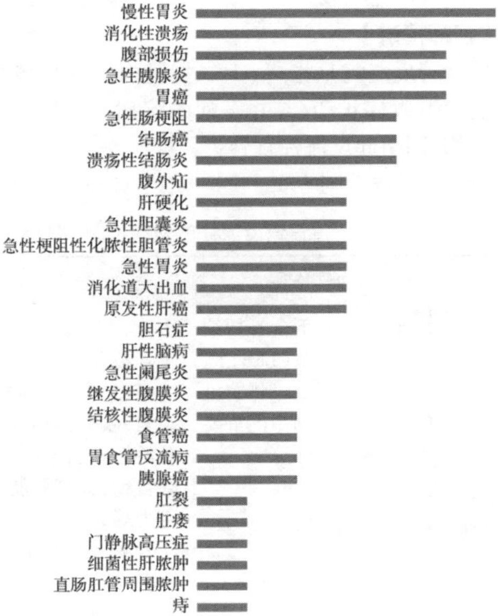

慢性胃炎
消化性溃疡
腹部损伤
急性胰腺炎
胃癌
急性肠梗阻
结肠癌
溃疡性结肠炎
腹外疝
肝硬化
急性胆囊炎
急性梗阻性化脓性胆管炎
急性胃炎
消化道大出血
原发性肝癌
胆石症
肝性脑病
急性阑尾炎
继发性腹膜炎
结核性腹膜炎
食管癌
胃食管反流病
胰腺癌
肛裂
肛瘘
门静脉高压症
细菌性肝脓肿
直肠肛管周围脓肿
痔

第一节 食管、胃、十二指肠疾病

一、胃食管反流病

【自测摸底】

1. 胃食管反流病的主要症状是

A. 反酸 B. 上腹痛 C. 咽异物感
D. 吞咽困难 E. 嗳气

2. 用于胃食管反流病诊断性治疗的药物是

A. 雷尼替丁 B. 铝碳酸镁 C. 枸橼酸铋钾
D. 奥美拉唑 E. 多潘立酮

【名师精讲】

胃食管反流病是指胃、十二指肠内容物反流入食管引起的不适症状和/或并发症的疾病。若造成食管黏膜损伤，则引起反流性食管炎。

（一）发病机制（表1-1）

表1-1 胃食管反流病的发病机制

机制	生理作用		病理情况
抗反流防御机制减弱	抗反流屏障	下食管括约肌(LES)是反流防御机制中的重要环节	①贲门失弛缓术后、食管裂孔疝；②某些激素：如缩胆囊素、胰高血糖素、血管活性肠肽等；③食物：如高脂肪、巧克力等；④药物：如钙通道阻滞剂、地西泮类等；⑤腹内压增高：如妊娠、腹水、呕吐、负重劳动等；⑥胃内压增高：如胃扩张、胃排空延迟等

续表

机制	生理作用		病理情况
抗反流防御机制减弱	食管酸廓清作用	①食管体部自上而下的蠕动推进；②唾液对残余反流物发挥缓慢中和作用	食管体部蠕动推进能力下降
	食管黏膜屏障	由食管上皮表面的黏液层、复层鳞状上皮、上皮细胞间的紧密连接及黏膜下丰富的血液供应等构成	长期吸烟、饮酒和神经精神功能障碍等因素可削弱食管黏膜屏障功能
反流物攻击并损伤食管黏膜			胃酸和胃蛋白酶是主要的攻击因子

（二）临床表现

典型的反流、胃灼热（烧心）表现，以及非典型的胸骨后疼痛、吞咽困难和吞咽疼痛。

并发症：上消化道出血、食管狭窄（食管远端）、Barrett 食管（食管下段鳞状上皮被化生的柱状上皮所替代，易发生腺癌）。

（三）辅助检查

1. 内镜检查　是诊断反流性食管炎最准确的方法，并能判断反流性食管炎的程度和有无并发症。

2. 24 小时食管 pH 监测　可判断有无酸反流，为有无食管内异常酸暴露提供客观证据。

3. 食管 X 线检查　对诊断的敏感性较低，但有助于鉴别诊断以除外其他器质性疾病。

4. 食管测压 可评价胃食管反流发生的病理生理基础。

（四）诊断

1. 典型的烧心、反酸症状。

2. 内镜检查是确诊的最准确方法。

3. 质子泵抑制剂（PPI，双剂量）治疗 1～2 周，烧心、反酸症状缓解或消失，支持诊断。

4. 24 小时食管 pH<4。

（五）治疗

1. 一般治疗 避免饱餐及睡前 2 小时内进食；避免餐后立即卧床；避免能降低 LES 压力的食物和药物；超重特别是腰围过大的患者应减轻体重。

2. 药物治疗（表 1-2） 质子泵抑制剂对于反流性食管炎患者以及中、重度症状患者的效果优于 H_2 受体拮抗剂。症状控制后，逐渐减量，疗程 8～12 周。有并发症者需持续用药。

表 1-2 胃食管反流病的药物治疗

药物种类	常用药物	作用	适用患者
质子泵抑制剂（PPI）	奥美拉唑、兰索拉唑	抑制胃酸分泌作用强	反流性食管炎患者首选，症状严重、有食管外症状的患者
H_2 受体拮抗剂	西咪替丁、雷尼替丁、法莫替丁	减少胃酸分泌	轻、中度症状患者或维持治疗阶段
抗酸药	铝碳酸镁、氢氧化铝	快速中和胃酸	临时缓解症状
促动力药	多潘立酮、莫沙必利、依托必利	增加 LES 静息压改善食管蠕动功能，促进胃排空	伴有动力障碍相关症状的患者，与抑酸药合用

3. 抗反流内镜或手术治疗 患者不能耐受长期服药，以及确诊由反流引起的严重呼吸道疾病患者可选用。

【名师助记】

反酸、烧心首先考虑胃食管反流病；内镜确诊；奥美拉唑治疗是最常考核的内容。

【仿真自测】

1. 胃食管反流病患者的典型症状是
   A. 上腹部钝痛　B. 餐后上腹胀
   C. 嗳气　D. 吞咽困难
   E. 反酸、烧心
2. 男，52 岁。反酸、烧心、上腹胀 3 年余。对明确诊断有帮助的是
   A. 消化道造影　B. 心电图
   C. 质子泵抑制剂试验治疗　D. CT 检查
   E. 幽门螺杆菌检测
3. 胃食管反流病的主要发病机制不包括
   A. 夜间胃酸分泌过多
   B. 下食管括约肌压力降低
   C. 异常的下食管括约肌一过性松弛
   D. 胃排空异常
   E. 食管酸廓清能力下降
4. 可确诊反流性食管炎的依据是
   A. 食管测压异常
   B. 反酸、烧心症状
   C. ^{13}C 尿素呼气试验阳性
   D. 胃镜发现食管下段黏膜破损
   E. 食管酸碱异常

[答案] 1. E 2. C 3. A 4. D

5. 男,47 岁。反酸、烧心 2 个月,间断胸痛、咳嗽,无吞咽困难。首先考虑的诊断是

A. 消化性溃疡　　B. 贲门失弛缓症
C. 食管癌　　D. 胃食管反流病
E. 胸膜炎

6. 女,70 岁。反酸、烧心 1 年,时轻时重。胃镜示食管下段条状糜烂。最适合的治疗药物是

A. 奥美拉唑　　B. 雷尼替丁
C. 铝碳酸镁　　D. 枸橼酸铋钾
E. 西咪替丁

二、食管癌

【自测摸底】

男,58 岁。进行性吞咽困难 2 月余。上消化道 X 线钡剂造影见食管下段黏膜紊乱,部分管壁僵硬。为明确诊断,首选的检查是

A. PET-CT　　B. 食管镜
C. 食管超声　　D. 胸部增强 CT
E. 食管拉网

【名师精讲】

(一) 病理

胸中段食管癌较多见,下段次之,上段最少。多系鳞癌。

1. 组织学类型　鳞状细胞癌、腺癌、小细胞癌。

2. 癌前疾病　慢性食管炎、Barrett 食管、食管白斑症、食管憩室、食管失弛缓症、反流性食管炎和食管良

[答案] 5. D　6. A

性狭窄。癌前病变常见鳞状上皮不典型增生。

3. 早期食管癌 局限于食管黏膜和黏膜下层的肿瘤，不伴淋巴结转移，包括原位癌、黏膜内癌和黏膜下癌。

4. 食管癌的大体分型

（1）早期食管癌：充血型（最早期表现，多为原位癌）、糜烂型（临床较多见，分化较差）、斑块型（最多见，癌细胞分化好）、乳头型（病变较晚，分化较好）。

（2）中晚期食管癌：髓质型、蕈伞型、溃疡型、缩窄型（即硬化型，较早出现梗阻）。

5. 扩散及转移

（1）直接扩散：癌肿最先向黏膜下层扩散。

（2）经淋巴途径：首先进入黏膜下淋巴管。

（3）血行转移：发生较晚。

（二）临床表现

1. 早期食管癌 症状常不典型，易被忽略，常在吞咽固体食物时有不同程度的不适感觉，包括哽噎感、异物感、胸骨后烧灼、针刺或牵拉摩擦样疼痛。

2. 中晚期食管癌 进行性咽下困难为病变进展期的典型症状。若癌肿侵犯喉返神经，可出现声音嘶哑；压迫颈交感神经节，可产生 Horner 综合征；侵入气管、支气管，出现吞咽水或食物时剧烈呛咳，并常有发热、咳嗽等呼吸系统感染症状。有时也可因食管严重梗阻致消化道内容物反流入呼吸道而引起呛咳。最后出现恶病质状态。

（三）诊断

1. 内镜检查 是诊断食管癌的首选方法。活检送病理是确诊的关键。

2. 食管 X 线钡剂双重对比造影检查 不宜进行内镜检查时可选用此方法，是影像学诊断的首选。早期可见食管黏膜紊乱、僵硬，有小的充盈缺损、小龛影；

中晚期可见不规则狭窄、充盈缺损、食管扩张。

3. CT扫描检查　主要用于食管癌临床分期、确定治疗方案和治疗后随访。

4. 超声内镜(EUS)检查　可用于判断食管癌的浸润层次、向外扩展深度以及有无周围淋巴结或腹内脏器转移等。

(四)治疗

手术治疗(首选):经胸食管癌切除是常规手术方式。为确定分期,需要至少切除11个淋巴结。术后并发症有吻合口漏、急性脓胸、吻合口狭窄等。

早期食管癌仅有黏膜内浸润而无淋巴转移,可考虑内镜下切除。术后病理详细评估是否达到完全切除的标准。

【名师助记】

进行性加重的吞咽困难为典型表现;内镜检查是确诊关键;手术治疗是首选手段。

【仿真自测】

1. 食管癌的分型不包括

A. 髓质型　　B. 缩窄、硬化型

C. 蕈伞型　　D. 溃疡型

E. 梗阻型

2. 典型的食管癌症状特点是

A. 持续性胸骨后异物感

B. 渐进加重的吞咽困难

C. 间断吞咽困难伴呕吐

D. 胸痛

E. 反酸、烧心伴吞咽困难

[答案] 1. E　2. B

3. 男,70 岁。吞咽困难半个月。查体无明显阳性体征。上消化道钡剂造影示食管中段黏膜紊乱、管壁僵硬、管腔狭窄。该患者最可能的初步诊断是
   A. 食管炎　　B. 食管憩室
   C. 贲门失弛缓症　　D. 食管癌
   E. 食管平滑肌瘤
4. 男,75 岁。进行性吞咽困难 3 月余,目前能进半流食。胃镜检查:食管距门齿 20cm 处发现一长约 6cm 菜花样肿物,病理报告为鳞状细胞癌。其最佳治疗方法为
   A. 食管癌根治术　　B. 姑息性食管癌切除术
   C. 化疗　　D. 胃造瘘术
   E. 放疗

三、急性胃炎

【自测摸底】

1. 男,52 岁。头颈部、双上肢浅Ⅱ度烧伤。伤后第 3 天出现黑便,量约 700ml。查体:P 107 次/min,BP 85/60mmHg。最可能的原因是
   A. 胆道出血　　B. 消化性溃疡出血
   C. 慢性胃炎出血　　D. 食管溃疡
   E. 应激性溃疡出血
2. 男,82 岁。1 天来排黑便 2 次,每次量约 50g。近 1 个月口服小剂量阿司匹林。查体:腹软,腹部无压痛,未触及包块,肝脾未触及。首选的治疗药物是
   A. 铝碳酸镁　　B. 氨甲苯酸
   C. 奥美拉唑　　D. 法莫替丁
   E. 生长抑素

[答案] 3. D　4. A

【名师精讲】

（一）病因和发病机制

1. 病因 感染，药物，应激，乙醇，变质、粗糙和刺激性食物，腐蚀性物质，十二指肠液反流至胃，缺血，放射，机械性损伤。

2. 发病机制 各种因素直接或间接削弱、损伤胃黏膜屏障，或攻击因子增强，从而导致胃黏膜不同程度的炎症反应。例如：①非甾体抗炎药、某些抗肿瘤药、口服氯化钾或铁剂等，可直接损伤胃黏膜上皮层或抑制前列腺素的产生，破坏黏膜屏障的完整性；②严重创伤、大手术、大面积烧伤、颅内病变或多器官功能衰竭等引起胃黏膜缺血、缺氧，胃黏膜屏障功能减弱。

（二）临床表现

上腹痛、恶心、呕吐和食欲缺乏是急性胃炎的常见症状，用解痉药物可以缓解腹痛。

1. 由药物和应激引起的急性胃炎 镜下可见弥漫性出血，严重者可发生急性溃疡并大出血。烧伤所致者称为 Curling 溃疡，中枢神经系统病变所致者称为 Cushing 溃疡，主要表现为呕血或黑便。

2. 急性感染或食物中毒引起的急性胃炎 多表现为上腹痛、恶心、呕吐和食欲缺乏伴腹泻，可出现脱水，甚至低血压。

3. 腐蚀性胃炎 常出现上腹剧痛、频繁呕吐、寒战、高热。

（三）诊断

确诊依赖急诊胃镜检查，一般应在出血后 24~48 小时内进行。腐蚀性胃炎急性期禁忌行胃镜检查。

（四）治疗

1. 对症治疗去除病因。

2. 抑制胃酸分泌的 H_2 受体拮抗剂或质子泵抑制剂。

3. 胃黏膜保护剂。

4. 出血严重者，补充血容量、纠正休克，可用冰生理盐水 100~200ml 加去甲肾上腺素 8~16mg 口服或经胃管给予。

【名师助记】

多为药物或应激引起的急性上腹疼痛甚至上消化道出血；内镜确诊；质子泵抑制剂为首选治疗。

【仿真自测】

1. 急性胃炎的临床表现不包括
   A. 黄疸　　B. 上消化道出血
   C. 呕吐　　D. 上腹痛
   E. 恶心
2. 发生应激性溃疡最常见的部位是
   A. 空肠　　B. 食管
   C. 十二指肠降部　　D. 口腔
   E. 胃
3. 急性糜烂出血性胃炎最常见的原因是
   A. 不洁饮食　　B. 剧烈呕吐
   C. 刺激性食物　　D. 口服抗生素
   E. 口服非甾体抗炎药

（4~5 题共用备选答案）
   A. 严重烧伤
   B. 乙醇
   C. 中枢神经系统严重损伤
   D. 幽门螺杆菌感染
   E. 非甾体抗炎药

4. Curling 溃疡的病因是
5. Cushing 溃疡的病因是

［答案］1. A　2. E　3. E　4. A　5. C

(6~8 题共用题干)

男,77 岁。饮酒后呕咖啡样物 1 次,量约 150ml。3 个月来因冠心病口服小剂量阿司匹林。查体:P 80 次/min,BP 128/68mmHg。神志清楚,腹软,剑突下轻压痛,未触及包块,肝脾肋下未触及。

6. 最可能的诊断是
   A. 十二指肠球炎 B. 反流性食管炎
   C. 贲门黏膜撕裂综合征 D. 急性胃黏膜病变
   E. 胃癌

7. 首选的检查是
   A. 胃镜 B. 腹部 X 线平片
   C. 腹部 CT D. 腹部 B 超
   E. 血肿瘤标志物

8. 首选的治疗是
   A. 静脉滴注氨甲环酸
   B. 口服胃黏膜保护剂
   C. 静脉滴注质子泵抑制剂
   D. 静脉滴注 H_2 受体拮抗剂
   E. 口服云南白药

四、慢性胃炎

【自测摸底】

1. 慢性胃炎最主要的病因是
   A. 刺激性食物 B. 缺血
   C. 幽门螺杆菌感染 D. 药物损伤
   E. 物理损伤

[答案] 6. D 7. A 8. C

2. 女，58岁。食欲缺乏、上腹部不适3年。胃镜检查示胃黏膜变薄，皱襞稀疏。血红蛋白86g/L，MCV 102fl。该患者应主要补充的维生素是
A. 维生素C B. 维生素A C. 维生素E
D. 维生素K E. 维生素 B_{12}

【名师精讲】

慢性胃炎常分为三大类。

1. 慢性非萎缩性胃炎 又称浅表性胃炎。不伴有胃黏膜萎缩性改变。

2. 慢性萎缩性胃炎 胃黏膜已发生了萎缩性改变，常伴有肠上皮化生。又可分为多灶萎缩性胃炎和自身免疫性胃炎两大类。

3. 特殊类型胃炎 临床较少见。

（一）病因和发病机制

慢性萎缩性胃炎的病因和发病机制见表1-3。

表1-3 慢性萎缩性胃炎的病因和发病机制

分类	又名	主要病变部位	病因
多灶萎缩性胃炎	B型胃炎	胃窦	幽门螺杆菌感染、长期服用非甾体抗炎药、饮食因素、胆汁反流等
自身免疫性胃炎	A型胃炎	胃体	自身免疫导致：①壁细胞抗体攻击壁细胞，使壁细胞总数减少，胃酸分泌减少或丧失；②内因子抗体使内因子（由壁细胞分泌）丧失，引起维生素 B_{12} 吸收不良而致恶性贫血

（二）病理

主要组织病理学特征是炎症、萎缩和肠化生。如有中性粒细胞浸润则为活动性炎症。

（三）临床表现

多数患者有上腹部隐痛或不适、反酸、上腹部饱胀、嗳气、食欲缺乏、恶心、呕吐等，少数患者有呕血与黑便；自身免疫性胃炎患者可有舌炎及贫血。

（四）诊断

1. 胃镜及病理学检查　是确诊的依据。①慢性非萎缩性胃炎：黏膜红黄相间，或黏膜皱襞肿胀增粗；②慢性萎缩性胃炎：黏膜色泽变浅，皱襞变细而平坦，黏液减少，黏膜变薄，有时可透见黏膜血管纹。

2. 幽门螺杆菌（Hp）检测（有助于病因诊断）　①侵入性：胃黏膜组织染色（首选），快速尿素酶试验，Hp 培养；②非侵入性：^{14}C、^{13}C 尿素呼气试验（首选），粪 Hp 抗原检测，血清抗 Hp 抗体测定。

抗生素、质子泵抑制剂、铋剂可暂时抑制 Hp，使上述结果呈阴性，但血清学检查除外。

3. 怀疑自身免疫性胃炎者应检测壁细胞抗体及血清促胃液素。

（五）治疗（表 1-4）

表 1-4　慢性胃炎的治疗

治疗方法	治疗措施
抗幽门螺杆菌	由于 Hp 耐药问题普遍存在，原本推荐的三联标准方案根治率下降，失败后再治疗比较困难，故建议首先采用四联方案，即 PPI（奥美拉唑）、铋剂（枸橼酸铋钾）联合两种抗生素（阿莫西林、克拉霉素、甲硝唑），疗程 10 天或 2 周
保护胃黏膜	硫糖铝——餐前 1 小时与睡前服用效果最好

续表

治疗方法	治疗措施
促进胃动力	多潘立酮——饭前服用
改变生活习惯	戒烟酒,避免服用对胃有刺激性的食物及药物等
恶性贫血者的治疗	注射维生素 B_{12}

【名师助记】

反复上腹不适,首先考虑 Hp 感染所引起的慢性胃炎;内镜确诊;四联疗法治疗。若合并贫血,则为自身免疫性胃炎;壁细胞抗体检测可确诊;维生素 B_{12} 注射对症治疗。

【仿真自测】

1. 慢性胃炎的临床表现一般不包括
   A. 恶心、呕吐
   B. 反酸
   C. 贫血
   D. 右季肋部痛
   E. 上腹部痛
2. 关于慢性胃体胃炎的叙述,正确的是
   A. 主要由幽门螺杆菌感染引起
   B. PPI 治疗效果佳
   C. 易发生恶性贫血
   D. 发病与遗传无关
   E. 壁细胞抗体阳性率小于 10%

[答案] 1. D 2. C

3. 根除幽门螺杆菌治疗后,不宜选用的复查方法是
   A. 幽门螺杆菌培养
   B. 快速尿素酶试验
   C. 血清抗幽门螺杆菌抗体检查
   D. 组织学检查
   E. ^{13}C 或 ^{14}C 尿素呼气试验
4. 男,45 岁。间断上腹痛、腹胀伴嗳气 8 年。胃镜检查:胃窦黏膜粗糙,以白为主,黏膜活检病理提示慢性萎缩性胃炎伴中至重度肠上皮化生,快速尿素酶试验阳性。该患者应首先采用的治疗是
   A. 应用质子泵抑制剂
   B. 应用抗酸剂
   C. 应用胃黏膜保护剂
   D. 应用促胃肠动力剂
   E. 抗幽门螺杆菌治疗
5. 下列根除幽门螺杆菌的方案中首选的是
   A. 铋剂+克拉霉素+法莫替丁,治疗 10 天
   B. 质子泵抑制剂+克拉霉素+铋剂,治疗 2 周
   C. H_2 受体拮抗剂+阿莫西林+甲硝唑,治疗 1 周
   D. 质子泵抑制剂+铋剂+克拉霉素+阿莫西林,治疗 10 天
   E. 质子泵抑制剂+克拉霉素+阿莫西林+硫糖铝,治疗 1 个月

[答案] 3. C 4. E 5. D

(6~8 题共用题干)
男,56 岁。上腹不适、食欲缺乏 3 年,体重减轻、乏力半年。查体:贫血貌,上腹部轻压痛。Hb 88g/L,MCV 115fl。胃镜检查示胃体皱襞稀疏,黏膜血管透见。

6. 应首先考虑的诊断是
   A. 再生障碍性贫血
   B. 慢性萎缩性胃炎
   C. 胃癌
   D. 白血病
   E. 慢性浅表性胃炎
7. 对诊断最有意义的辅助检查是
   A. 血壁细胞抗体
   B. 血抗线粒体抗体 M_2 亚型
   C. 血癌胚抗原
   D. 骨髓涂片
   E. 血胃蛋白酶原
8. 该患者发生贫血最可能的机制是
   A. 蛋白质吸收障碍
   B. 内因子缺乏
   C. 维生素 C 缺乏
   D. 慢性消化道失血
   E. 铁吸收障碍

五、消化性溃疡

【自测摸底】

1. 消化性溃疡发病机制中最重要的攻击因子是
   A. 食物的理化刺激
   B. 精神、心理因素
   C. 胰酶
   D. 胆汁
   E. 胃酸、胃蛋白酶

[答案] 6. B 7. A 8. B

2. 男,55 岁。上腹部不适 2 个月。进食后饱胀,有时伴疼痛,食欲下降,乏力,症状逐渐加重。为明确诊断,首选的检查是
A. 胃液分析　　B. 胃镜
C. 24 小时食管 pH 检测　　D. 腹部 X 线片
E. 腹部 CT

3. 女,36 岁。上腹痛伴烧心 3 年,多在餐后约 1 小时出现剑突下疼痛,1~2 小时后可缓解。内科规范治疗 1 年,症状反复发作,曾有 2 次黑便。决定手术治疗,首选的术式为
A. 高选择性迷走神经切断术加引流术
B. Billroth Ⅰ 胃大部切除术
C. Billroth Ⅱ 胃大部切除术
D. Roux-en-Y 胃空肠吻合加迷走神经干切断术
E. 选择性迷走神经切断术加引流术

【名师精讲】

（一）病因和发病机制

1. Hp 感染。

2. 胃酸和胃蛋白酶分泌异常

（1）迷走神经张力和兴奋性亢进。

（2）壁细胞和主细胞数量增多。

（3）胃黏膜内生长抑素和前列腺素量和活性下降。

3. 非甾体抗炎药　如阿司匹林等。

4. 其他因素　饮酒、吸烟、遗传、应激及胃、十二指肠运动异常等。

（二）临床表现

1. 节律性上腹痛(上腹痛是消化性溃疡的主要症状),服用抗酸药后可缓解。胃溃疡与十二指肠溃疡的鉴别见表 1-5。

表 1-5 胃溃疡与十二指肠溃疡的鉴别

鉴别要点	胃溃疡	十二指肠溃疡
年龄	40~50 岁,男性多	30 岁左右,男性多
疼痛的节律性	不如十二指肠溃疡明显,餐后 0.5~1 小时即痛,进食不缓解。进食—疼痛—缓解	餐后延迟痛(3~4 小时)、饥饿痛、空腹痛,进食后缓解,伴夜间痛。疼痛—进食—缓解
压痛点	剑突下正中或偏左	上腹正中或偏右
抑酸药	疗效不明显	明显,可镇痛
并发症	出血、穿孔、癌变(2%~3%)	出血、穿孔、幽门梗阻

(1) 十二指肠溃疡(DU)——饥饿痛:疼痛在两餐之间发生,持续至下一餐进食后缓解(疼痛—进食—缓解)。部分患者疼痛在午夜发生(夜间痛)。压痛点多在剑突下偏右。常见的十二指肠溃疡有季节、精神、劳累等诱发疼痛的特点。

(2) 胃溃疡(GU)——餐后痛:餐后约 1 小时发生,经 1~2 小时后逐渐缓解(进食—疼痛—缓解)。疼痛多见于上腹部或偏左。

2. 少数患者可出现反酸、嗳气、恶心、呕吐等消化不良症状;失眠、多汗、消瘦、贫血等全身症状。

(三) 辅助检查

1. 胃镜及胃黏膜活组织检查 确诊首选。溃疡边缘光滑,底部洁净,由肉芽组织构成;也可有灰白(黄)色渗出物,周围黏膜可有充血、水肿。

2. X 线钡剂造影 胃镜检查有禁忌或不接受胃镜检查者适用,但对已发生并发症者禁用。龛影为直接征象,对溃疡有确诊价值。

3. Hp 检测。

4. 胃液分析和血清促胃液素测定 仅在怀疑有胃泌素瘤时做鉴别诊断之用。

（四）诊断与鉴别诊断

1. 慢性、周期性发作的节律性上腹痛+胃镜确诊或X线片发现龛影。

2. 恶性溃疡内镜检查见溃疡不规则，较大；底凹凸不平，苔污秽；边缘呈结节状隆起；周围皱襞中断；胃壁僵硬，蠕动减弱。

3. 活组织病理检查可确诊，但一次活检阴性者，必须在短时间内复查胃镜进行再次活检。

4. 对初诊为胃溃疡者，必须在完成正规治疗的疗程后进行胃镜复查并重复活检。

（五）并发症

1. 出血 出血是消化性溃疡最常见的并发症，也是上消化道出血最常见的病因。DU出血常见于球部后壁；GU出血常见于小弯侧后壁。

2. 穿孔 以急性穿孔最多见，常位于十二指肠前壁或胃前壁。若穿孔前进食，可引起腹膜炎。若出现后壁穿孔，胃内容物不入腹腔而称为穿透性溃疡，此时腹痛顽固而持续，可向背部放射。

3. 幽门梗阻 DU多见。呕吐物含发酵酸性宿食，量大，严重时可致失水和低氯低钾性碱中毒。上腹部可见胃型和蠕动波，清晨空腹时检查胃内有振水音。

4. 癌变 GU可见。癌变常发生在溃疡边缘。

（六）内科治疗

内科治疗是目前最主要的治疗方式。

1. 一般治疗 避免过劳和精神紧张。调整饮食，戒烟、酒。尽可能停用非甾体抗炎药（NSAIDs）。

2. 根除幽门螺杆菌治疗 是彻底治愈溃疡的关键。

3. 抑制胃酸药物 PPI使壁细胞胃酸分泌的关键酶 H^+,K^+-ATP酶不可逆失活，抑酸作用强且持久。

4. 胃黏膜保护剂

(1) 铋剂:长期服用可引起铋蓄积。疗程一般DU 为 4~6 周,GU 为 6~8 周。

(2) 米索前列醇:可引起子宫收缩,故孕妇禁用。

(七) 手术治疗

1. 适应证 适用于内科治疗无效的顽固性溃疡;十二指肠球后部溃疡;胃、十二指肠溃疡急性穿孔;胃、十二指肠溃疡大出血;胃、十二指肠溃疡瘢痕性幽门梗阻;胃溃疡中较大溃疡(2.5cm 以上)或高位溃疡及不能排除恶变者。

2. 胃大部切除术 最常用,有 Billroth Ⅰ和 Billroth Ⅱ两种术式(表 1-6)。切除范围为胃远侧 2/3~3/4,包括胃体大部、胃窦部、幽门和部分十二指肠球部。

表 1-6 Billroth Ⅰ和 Billroth Ⅱ术式的鉴别

鉴别要点	Billroth Ⅰ术式	Billroth Ⅱ术式
方式	胃残端与十二指肠吻合	残胃与近端空肠吻合
优点	操作简单,吻合后胃肠道接近于正常解剖生理,并发症少	切除足够胃体且不至于胃肠张力过大,术后溃疡复发率低
缺点	吻合口张力较高	操作复杂,改变生理解剖,并发症多
适应	胃溃疡	胃、十二指肠溃疡

3. 术后并发症

(1) 术后早期并发症

1) 术后出血:>300ml。若发生在 24 小时内,多由术中止血不彻底引起;发生在术后 4~6 天,多由吻合口黏膜坏死所致;发生在术后 10~20 天,多由缝线处感染、腐蚀血管所致。常用非手术法止血。

2）十二指肠残端破裂：酷似急性穿孔，需急诊手术。

3）术后肠胃壁缺血坏死、胃肠吻合口破裂或漏：多发生在术后5~7天，突感局限性腹膜刺激征，或X线片见膈下游离气体。治疗多采用手术修补、胃肠减压。

4）术后梗阻：①输入段梗阻。急性梗阻可发生肠段坏死、穿孔，主要表现为上腹部剧烈疼痛，呕吐物不含胆汁。一般采用手术治疗。②吻合口梗阻。先行胃肠减压，若无效则采用手术治疗。③输出段梗阻。上腹饱胀，呕吐物含胆汁。一般采用手术治疗。

5）术后胃瘫：胃排空障碍为主的综合征，进流食或半流食时出现恶心、呕吐，呕吐物为绿色。治疗多采用胃肠减压、静脉补液、静脉滴注甲氧氯普胺和红霉素。

（2）术后远期并发症

1）倾倒综合征：多见于Billroth Ⅱ式术后。①早期倾倒综合征：常于进食高渗食物后半小时出现，因食物过快进入空肠所致，表现为心悸、恶心、呕吐、乏力、冷汗等。治疗应少食多餐，避免过甜高渗食物，可用生长抑素。②晚期倾倒综合征：进食2~4小时后，由于食物大量进入致胰岛素分泌增多，发生反应性低血糖。治疗应调整饮食，减缓碳水化合物吸收，必要时可用生长抑素。

2）碱性反流性胃炎：表现为剑突下持续烧灼痛、胆汁性呕吐、体重减轻三联征。可采用胃黏膜保护剂、调节胃动力等综合治疗，必要时行Roux-en-Y胃空肠吻合术。

3）吻合口溃疡：术后2年内发病，疼痛更剧烈，易出血。可行溃疡规范非手术治疗。

4）营养性并发症：营养不良，体重减轻；贫血（胃大部切除，壁细胞减少，分泌盐酸和内因子减少）；腹泻与脂肪泻；骨病。

5）残胃癌：至少手术5年后发生，最常见于术后10年以上者。

（八）急性穿孔的诊断、治疗和手术指征

1. 诊断 溃疡病史，突发持续性上腹部剧烈疼痛，很快由上腹部扩散至全腹；腹肌紧张，呈“板状腹”，全腹压痛、反跳痛，肠鸣音减弱或消失，肝浊音界缩小或消失；腹部X线平片见膈下游离气体；腹腔穿刺出气体或食物残渣，可确诊。

2. 治疗

（1）非手术治疗：适于穿孔前未进食、症状轻、腹部体征轻且局限于上腹部的患者。治疗以胃肠减压和禁食为主。若治疗6~8小时症状加重，则行手术治疗。

（2）手术治疗：适于饱食后穿孔，溃疡史长，治疗效果差，曾有穿孔史和伴有幽门不完全梗阻、大出血、恶变高危因素等并发症的患者。治疗主要采用单纯穿孔缝合术，有顽固溃疡病史及并发症者行胃大部切除术。

（九）大出血的诊断、治疗

1. 诊断 急性大呕血或黑便。

2. 治疗

（1）快速输注平衡液扩容，同时输血配型。

（2）置胃管，冰盐水200ml加去甲肾上腺素8~16mg胃腔灌注冲洗。

（3）药物治疗：静脉注入巴曲酶（血凝酶）、PPI。

（4）胃镜下止血。

（5）手术。适应证：①短期休克，非手术治疗无效者；②6~8小时内输血600~900ml，症状未缓解或继续恶化者，或24小时输血超过1 000ml者；③曾有大出血史者；④行溃疡药物治疗时出血者；⑤年龄在60岁以上或伴动脉硬化者；⑥同时存在幽门梗阻或并发急性穿孔者。

【名师助记】

节律性上腹痛首先考虑消化性溃疡。胃溃疡为餐

后痛,十二指肠溃疡为空腹痛。胃镜为确诊手段。出血是最常见的并发症,但穿孔及幽门梗阻也常涉及。根治幽门螺杆菌是控制溃疡的关键。若有手术指征则采用手术治疗。术后早期出血和术后晚期倾倒综合征及碱性反流性胃炎需要给予重视。

【仿真自测】

1. 消化性溃疡最常见的并发症是
   A. 穿孔　B. 出血
   C. 幽门梗阻　D. 癌变
   E. 瘘管形成
2. 确诊消化性溃疡的首选检查方法是
   A. 胃镜检查　B. 上消化道钡剂透视
   C. CT 仿真内镜　D. MRI
   E. 超声
3. 引起消化道溃疡最主要的病因是
   A. 经常饥饿　B. 病毒感染
   C. 幽门螺杆菌感染　D. 喜食过热食物
   E. 吸烟
4. 采用高选择性迷走神经切断术治疗十二指肠溃疡的主要依据是
   A. 溃疡很少恶变
   B. 患者年龄大于 70 岁
   C. 能防治幽门螺杆菌感染
   D. 能够减少胃酸分泌
   E. 溃疡病灶小
5. 胃大部分切除术后 24 小时以内的胃出血,最常见的原因是
   A. 吻合口黏膜脱落坏死　B. 凝血障碍
   C. 吻合口感染　D. 吻合口张力过高
   E. 术中止血不确切

[答案] 1. B　2. A　3. C　4. D　5. E

6. 男,25 岁。间断上腹痛 2 年,加重 1 周,呕血 5 小时,胃镜检查见十二指肠前壁溃疡,底部红色血栓并少量活动性出血。最合适的治疗是
   A. 禁食
   B. 胃肠减压
   C. 及早应用肾上腺糖皮质激素
   D. 应用质子泵抑制剂静脉滴注
   E. 及早应用奥曲肽静脉滴注
7. 男,32 岁。因十二指肠溃疡行 Billroth Ⅱ式胃大部切除术后 6 个月,术后出现反酸、烧心症状。应用抑酸药治疗无效。上述症状逐渐加重,并呕吐胆汁样物,上腹部及胸骨后烧灼样疼痛,体重减轻。查体:贫血貌,消瘦,营养不良,巩膜无黄染。胃液中无游离酸。胃镜检查见黏膜充血、水肿、糜烂。最适当的治疗措施是
   A. 少食多餐
   B. 行 Roux-en-Y 胃空肠吻合术
   C. 长期应用考来烯胺治疗
   D. 注意餐后勿平卧
   E. 应用 H_2 受体拮抗剂
8. 男,40 岁。呕血 2 小时急诊就诊。面色苍白,口渴,脉搏快而有力。既往有胃、十二指肠溃疡病史 10 年,在急诊室抢救胃镜止血未成功,24 小时输血量达到 1 600ml 仍未改善症状。应采取的进一步措施是
   A. 静脉应用止血药
   B. 双静脉通道晶体、胶体同时输入
   C. 加用成分输血
   D. 急诊剖腹探查
   E. 冰盐水 200ml 加去甲肾上腺素 8ml 洗胃

[答案] 6. D 7. B 8. D

(9~10 题共用备选答案)

A. 进食—疼痛—缓解

B. 疼痛—排便—加重

C. 疼痛—进食—缓解

D. 疼痛—便意—缓解

E. 疼痛与进食无关

9. 十二指肠球部溃疡的腹痛规律是

10. 胃溃疡疼痛的规律是

(11~13 题共用题干)

男,42 岁。反复上腹痛伴反酸 10 余年,近来疼痛加剧,服抗酸药等不能缓解。近 1 周来上腹痛伴呕吐,呕吐量有时较大,呕吐物带有发酵味。查体:上腹部压痛,有振水音。

11. 以下治疗错误的是

A. 山莨菪碱　　B. 甲氰米胍

C. 硫糖铝　　D. 枸橼酸铋钾

E. 氢氧化铝

12. 为明确诊断,上述病例需采取的措施是

A. 腹部 B 超

B. 上消化道气钡双重造影

C. 立位腹部 X 线平片

D. 胃肠减压后内镜检查

E. 腹部 CT

13. 上述病例最可能的诊断是

A. 十二指肠溃疡伴幽门梗阻

B. 胃窦癌伴幽门梗阻

C. 神经性呕吐

D. 胆汁反流性胃炎

E. 胃溃疡急性穿孔

[答案] 9. C　10. A　11. A　12. D　13. A

（14~17 题共用题干）

男，42 岁。突发上腹剧痛 2 小时，蔓延至右下腹及全腹。既往有胃痛病史 10 余年，未诊治。查体：板状腹，压痛、反跳痛（+），肝浊音界消失。

14. 初步诊断应首先考虑为
    A. 绞窄性肠梗阻
    B. 急性阑尾炎合并穿孔
    C. 急性出血坏死性胰腺炎
    D. 急性胆囊炎合并穿孔
    E. 胃、十二指肠溃疡急性穿孔
15. 首选的检查是
    A. 血液生化检测
    B. 立位腹部 X 线平片
    C. 血淀粉酶测定
    D. 腹部 B 超
    E. 腹部 CT
16. 决定是否手术治疗，术前最长的观察治疗时间（指上腹剧痛后）是
    A. 6~8 小时　B. 14~16 小时
    C. 10~12 小时　D. 1~2 小时
    E. 3~5 小时
17. 非手术治疗中最紧急的治疗措施是
    A. 止痛　B. 胃肠减压
    C. 抗生素治疗　D. 洗胃
    E. 低压灌肠

［答案］14. E　15. B　16. A　17. B

六、胃癌

【自测摸底】

男，65岁。间断上腹痛、腹胀25年，10年前经胃镜检查诊断为“慢性萎缩性胃炎伴肠化生”。3个月来上腹痛加重，影响睡眠，并有间断呕吐、黑便，体重下降8kg。最可能的诊断是

A. 慢性胃炎急性发作

B. 胃癌

C. 胃淋巴瘤

D. 十二指肠溃疡并幽门梗阻

E. 胃息肉

【名师精讲】

胃癌居我国恶性肿瘤之首，好发于胃窦部。

（一）病因

1. 饮食　亚硝酸盐、真菌毒素、多环芳烃化合物。

2. Hp感染。

3. 癌前病变　胃息肉、慢性萎缩性胃炎、胃部分切除后的残胃。

4. 遗传和基因　如*CD44v*基因。

（二）病理

1. 早期胃癌　胃癌仅限于黏膜或黏膜下层。

（1）小胃癌：癌灶直径在10mm以下者。

（2）微小胃癌：癌灶直径在5mm以下者。

（3）一点癌：活检组织中查见癌，但切除后取材未见。

早期胃癌根据病灶形态可分为三型：隆起型、表浅型、凹陷型。

2. 进展期胃癌　癌组织超出黏膜下层侵入胃壁肌层为中期胃癌；病变达浆膜下层或超出浆膜向邻近

脏器转移称为晚期胃癌。

进展期胃癌分为四型:肿块型、溃疡局限型、溃疡浸润型、弥漫浸润型。

皮革胃:胃癌累及全胃致胃腔缩窄、胃壁僵硬如革囊状,几乎都是低分化腺癌或印戒细胞癌,恶性程度高。

3. 胃癌的扩散与转移

(1) 直接浸润:贲门胃底癌易侵及食管下段,胃窦癌可向十二指肠浸润。

(2) 血行转移。

(3) 腹膜种植转移:女性胃癌可形成卵巢转移性肿瘤,称为 Krukenberg 瘤。

(4) 淋巴转移:是胃癌的主要转移途径。终末期胃癌可经胸导管向左锁骨上淋巴结转移,或经肝圆韧带转移至脐部。

(三)临床表现和诊断

1. 临床表现

(1) 多数早期胃癌患者无明显症状,少数患者有恶心、呕吐或类似溃疡病的上消化道症状,无特异性。

(2) 疼痛与体重减轻是进展期胃癌最常见的临床表现。贲门胃底癌可有胸骨后疼痛和进行性吞咽困难;幽门附近胃癌有幽门梗阻表现;腹部持续疼痛提示肿瘤扩散超出胃壁。

2. 诊断

(1) 胃镜检查:是诊断胃癌最有效的方法。

(2) X 线钡剂检查。

(3) B 超:观察胃邻近脏器受浸润及转移的情况。

(4) CT:有助于胃癌的诊断及术前临床分期。

(四)手术

手术治疗是胃癌最主要也是目前唯一治愈的方

法，常行根治性手术。

1. 胃部分切除术　常用于高龄体弱患者或胃癌大出血、穿孔，病情严重不能耐受根治性手术者，仅行胃癌原发病灶的局部姑息性切除。

2. 根治性胃远端大部切除术、胃近端大部切除术或全胃切除术　前两者要求距离肿瘤肉眼边缘5cm以上切除，胃近端大部切除术或全胃切除术要求切除食管下端距离贲门3～4cm的食管。胃远端大部切除术或全胃切除术要求切除距离幽门3～4cm的十二指肠。

【名师助记】

在慢性胃病史的基础上出现疼痛与体重减轻，首先考虑胃癌；内镜确诊；手术治疗为首选。

【仿真自测】

1. 早期胃癌指
   - A. 局限于胃窦部
   - B. 局限于黏膜或黏膜下层
   - C. 直径在2cm以内
   - D. 尚无淋巴结转移
   - E. 尚未侵及浆膜层

2. 女，60岁。反复黑便、呕吐咖啡色液体1月余。消瘦，未触及肿块。血红蛋白50g/L，白细胞6.6×10^9g/L。最可能是
   - A. 急性胃炎
   - B. 慢性胃炎
   - C. 胃癌
   - D. 胃溃疡
   - E. 十二指肠溃疡

［答案］1. B　2. C

3. 男,41 岁。胃部不适、食欲减退 3 个月。胃镜检查发现胃窦前壁直径 0.5cm 的浅溃疡,幽门螺杆菌检测阳性。超声胃镜示病变侵及浅肌层,病理可见印戒细胞。最适当的治疗是
   A. 根除幽门螺杆菌治疗
   B. 应用质子泵抑制剂
   C. 经胃镜病变黏膜切除术
   D. 手术治疗
   E. 应用胃黏膜保护剂

第二节 肝脏疾病

一、肝硬化

【自测摸底】

1. 男,54 岁。呕血、黑便 2 天,嗜睡、行为改变 1 天。实验室检查:ALT 35U/L, AST 72U/L, ALB 27.3g/L。腹部 B 超示脾大。最可能的诊断是
   A. 肝硬化失代偿期
   B. 急性胃黏膜病变
   C. 消化性溃疡
   D. 胃癌
   E. 食管贲门黏膜撕裂综合征
2. 反映肝硬化肝功能减退的血清学指标是
   A. 天冬氨酸转氨酶　B. 碱性磷酸酶
   C. 丙氨酸转氨酶　D. 白蛋白
   E. 甲胎蛋白

[答案] 3. D

【名师精讲】

（一）病因、发病机制和病理

1. 病因 在我国，肝硬化的主要病因是乙型肝炎病毒感染。此外，尚有慢性酒精中毒、非酒精性脂肪性肝病、中毒性肝硬化、长期胆汁淤积、循环障碍、遗传和代谢性疾病、免疫紊乱、血吸虫病及营养障碍等。

2. 发病机制 主要是肝脏进行性纤维化。

3. 病理 假小叶的形成是肝硬化标志性病理特征。

（二）临床表现

1. 代偿期 早期以乏力、食欲减退为突出表现。

2. 失代偿期

（1）肝功能减退：①全身症状和体征，如乏力、黄疸、面色晦暗。②消化系统症状，如食欲减退、腹胀、腹泻、腹痛。③出血倾向和贫血。④内分泌功能紊乱。由于肝脏灭活雌激素功能减退，出现蜘蛛痣、肝掌，男性性欲减退、毛发脱落，女性月经失调、闭经。糖尿病风险增大。

（2）门静脉高压症

1）脾大：脾大伴有血细胞减少，主要为白细胞及血小板减少，称为脾功能亢进。临床有出血倾向。

2）侧支循环建立和开放：食管和胃底静脉曲张是肝硬化的特征性表现。此外还有腹壁静脉和痔静脉曲张。

3）腹水：是肝硬化失代偿期最常见和最突出的表现。

腹水形成的机制：①门静脉压力增高。腹腔内血管床静水压增高，组织回吸收减少。②低白蛋白血症。白蛋白低于30g/L时，血浆胶体渗透压降低，致血浆外渗。③肝淋巴液生成过多。超出胸导管引流能力时，淋巴液自肝包膜和淋巴管渗至腹腔。④继发性醛固酮和抗利尿激素增多。⑤有效循环血量不足。

（三）诊断

1. 有病毒性肝炎、长期饮酒、血吸虫病、遗传等因素。

2. 出现肝功能损害和门静脉高压症的临床表现。

3. 肝功能检查异常，表现为转氨酶、胆红素升高，血白蛋白降低，白蛋白/球蛋白倒置，凝血功能障碍。

4. 影像学检查提示肝脏质地硬，表面有结节，形态改变；脾大；腹水[门静脉高压性腹水，血清-腹水白蛋白梯度（血清白蛋白浓度-腹水白蛋白浓度）≥11g/L]等表现。

5. 上消化道X线检查。食管静脉曲张时，可表现为食管下段虫蚀样或蚯蚓状充盈缺损；胃底静脉曲张表现为菊花样充盈缺损。

6. 食管-胃底静脉曲张是诊断门静脉高压最可靠的指标。在并发上消化道出血时，急诊胃镜检查可判明出血部位和病因，并可进行止血治疗。

7. 肝穿刺活组织检查假小叶形成是确定诊断的依据。

（四）并发症

1. 上消化道出血　是最常见的并发症。

2. 肝性脑病　是最严重的并发症，最常见的死亡原因。主要表现为性格异常、意识障碍、昏迷等。

3. 感染　自发性腹膜炎最常见，腹痛、腹水迅速增长（腹水白细胞>500×10^6/L，腹水细菌培养用于确诊）。

4. 肝肾综合征　自发性少尿或无尿、低尿钠、稀释性低血钠和氮质血症。肾脏本身无重要病理改变，为功能性肾衰竭。

5. 肝肺综合征　有基础肝脏疾病;肺内血管扩张和动脉血氧合功能障碍,表现为呼吸困难(直立时加剧)和发绀。

6. 原发性肝细胞癌　血性腹水,B超提示有占位,AFP升高。

7. 电解质和酸碱平衡紊乱　低钠血症,低钾低氯血症,呼吸性碱中毒或代谢性酸中毒。

8. 门静脉系统血栓　腹痛、腹胀、血便、休克、腹水增加、脾脏增大。

(五) 治疗

1. 一般治疗

(1) 休息:代偿期可适当活动,失代偿期尤其是出现并发症时需卧床休息。

(2) 饮食:肝功能严重损害或肝性脑病时应禁食或限制蛋白质摄入,有腹水时应限盐。

(3) 支持治疗:静脉输入高渗葡萄糖以补充热量;病情重者可输入白蛋白、新鲜血浆。

(4) 药物治疗:可适当选择保肝药,以少用药、选用必要的药为原则。

2. 去除或减轻病因　对于乙型肝炎患者,应给予抗HBV治疗。常用阿德福韦、恩替卡韦及拉米夫定等,无固定疗程,长期应用。失代偿期不宜使用干扰素。丙型肝炎肝硬化的抗病毒治疗仅适用于代偿期患者。其他原因肝硬化应针对病因给予相应治疗。

3. 腹水治疗

(1) 限制水钠摄入:钠盐入量500~800mg/d(食盐1.2~2.0g/d),进水量控制在1 000ml/d左右。大量腹水、明显低钠血症者应限制进水量在500ml/d以内。

(2) 利尿剂:限制水钠摄入后腹水无缓解者,可用利尿剂。螺内酯(100mg)、呋塞米(40mg)联合应用,可减少电解质紊乱的发生。每天减少体重不得超过0.5kg,以免诱发肝性脑病、肝肾综合征。

(3) 提高血浆胶体渗透压:定期少量、多次静脉输注血浆或白蛋白。

(4) 顽固性腹水治疗:①放腹水,加输白蛋白;②腹水浓缩回输,感染性腹水禁忌;③颈静脉肝内门体静脉分流术;④肝移植。

4. 并发症治疗

(1) 上消化道出血的止血治疗:首先应采取积极的抢救措施,包括禁食、静卧、加强监护、迅速补充有效血容量(静脉输液、输血)。可酌情选择血管升压素、生长抑素、内镜治疗、手术治疗和气囊压迫止血法。目前内镜治疗已经成为治疗食管-胃底静脉曲张破裂出血的重要手段。

(2) 自发性腹膜炎:强调早期、足量和联合应用抗菌药物。应选择主要针对革兰氏阴性杆菌兼顾革兰氏阳性球菌的抗菌药物,用药时间不得少于2周。

(3) 肝肾综合征:目前无有效治疗方法,预防更为重要。

5. 门静脉高压症的手术治疗 包括分流术、断流术、脾切除术。一般而言,无黄疸或腹水、肝功能损害较轻、无并发症者,手术效果较好。

6. 肝移植 适用于常规内、外科治疗无效的终末期肝病。

【名师助记】

患者多有慢性乙型肝炎病史,出现肝功能减退及门静脉高压表现,假小叶是确诊依据。腹水为最主要的症状,食管-胃底静脉曲张为特异性的表现。上消化道出血为最常见的并发症,肝性脑病为最严重的并发症。自发性腹膜炎表现为发热、腹痛、腹水增多,肝肾综合征表现为尿量减少、肾功能异常。对症治疗是关键。

【仿真自测】

1. 男,45 岁。水肿、乏力、腹胀 2 个月。有乙型肝炎病史。查体:全身水肿,腹壁静脉曲张,腹水征(+)。下列与该患者腹水形成无关的是
   A. 钠水潴留　　B. 血管滤过压增高
   C. 血管通透性增高　　D. 血浆胶体渗透压降低
   E. 淋巴液生成过多
2. 女,48 岁。肝炎肝硬化病史 5 年,出现腹水 1 年,1 周来低热伴轻度腹痛,腹水明显增多。腹水检查:淡黄色,比重 0.17,蛋白质 26g/L,白细胞 500×10^9/L,中性粒细胞 0.80。最可能的诊断是肝硬化合并
   A. 结核性腹膜炎　　B. 自发性腹膜炎
   C. 原发性肝癌　　D. 门静脉血栓形成
   E. 肝肾综合征
3. 男,56 岁。肝炎肝硬化 10 年,近 3 个月腹围明显增大,1 周来少尿。AFP 及血常规正常。最可能的情况是
   A. 肝病合并慢性肾炎　　B. 急性肾小管坏死
   C. 肾前性氮质血症　　D. 肝肾综合征
   E. 慢性肾小球肾炎
4. 男,55 岁。大量饮酒 30 年,临床诊断为肝硬化失代偿期。对评估病情最重要的临床表现是
   A. 腹水　　B. 脾进行性增大
   C. 上消化道出血　　D. 贫血
   E. 出现蜘蛛痣和肝掌

[答案] 1. C　2. B　3. D　4. A

5. 男,58 岁。1 小时前呕血 1 000ml。既往史:HBsAg(+)20 年,冠心病病史 10 年。近期有心绞痛发作。不宜应用的药物是

A. 血管升压素　　B. 生长抑素
C. 支链氨基酸　　D. 奥美拉唑
E. 法莫替丁

6. 肝硬化最常见的并发症是

A. 自发性腹膜炎　　B. 原发性肝癌
C. 肝性脑病　　D. 门静脉血栓形成
E. 上消化道大出血

7. 男,38 岁。患肝硬化 3 年。1 周来畏寒发热,体温 38℃左右,全腹痛,腹部明显膨胀,尿量 500ml/d。以下体征中对目前病情判断最有意义的是

A. 全腹压痛及反跳痛
B. 蜘蛛痣及肝掌
C. 腹部移动性浊音阳性
D. 脾大
E. 腹壁静脉曲张呈海蛇头样

二、门静脉高压症

【自测摸底】

门静脉高压症的主要临床表现是

A. 蜘蛛痣　　B. 腹水
C. 脾大　　D. 食管-胃底静脉曲张
E. 肝肾综合征

[答案] 5. A　6. E　7. A

【名师精讲】

（一）病因和发病机制

1. 病因

（1）肝前型：肝外门静脉血栓形成、先天性畸形和外在压迫。

（2）肝内型：①窦前型——血吸虫病；②窦后和窦型——肝炎后肝硬化最常见。

（3）肝后型：严重右心衰竭和缩窄性心包炎。

2. 门静脉高压形成后可发生的病理改变

（1）脾大、脾功能亢进：脾大伴白细胞和血小板减少称为脾功能亢进。

（2）交通支扩张：最具临床意义的是食管下段、胃底形成的静脉曲张。直肠上、下静脉丛扩张可以引起继发性痔。

（3）腹水：腹水形成的机制包括门静脉系统毛细血管滤过压增高、低蛋白血症、血浆胶体渗透压降低、淋巴液生成过多、继发醛固酮分泌增多致水钠潴留。

（4）肝性脑病：肝细胞解毒功能减弱，使有毒物质对脑产生毒性作用，出现精神神经综合征。

（5）门静脉高压性胃病。

（二）诊断

根据原发肝病病史和脾大、脾功能亢进、呕血或黑便、食管-胃底静脉曲张等表现确诊。

（三）治疗

主要是食管-胃底曲张静脉破裂出血的治疗。

1. 非手术治疗　适用于有黄疸、大量腹水、肝功能较差者。

（1）建立有效静脉通路，补充血容量。

（2）药物止血：首选生长抑素。

（3）内镜治疗：是控制急性出血的首选方法。并发症有食管溃疡、狭窄或穿孔。

（4）三腔管压迫止血：适用于内镜治疗无效者。并发症有吸入性肺炎、食管破裂及窒息。一般放置24小时，最长不超过3~5天，每隔12~24小时将气囊放空10~20分钟。

（5）经颈静脉肝内门体分流术：适用于药物和内镜治疗无效者。

2. 手术治疗　适用于无黄疸、腹水的患者发生的大出血。

（1）急诊手术适应证：①以往有大出血病史，或本次出血量大，短期积极止血治疗无效者；②经充分内科治疗仍无法止血或止血后复发者。

（2）断流手术：脾切除，同时阻断门、奇静脉间的反流血管，以达到止血的目的，以贲门周围血管离断术为急诊手术首选。

（3）门体分流术

1）非选择性门体分流术：治疗出血效果好，但肝性脑病发病率高。

2）选择性门体分流术：代表术式为远端脾-肾静脉分流术，但有大量腹水和脾静脉口径较小者不选择该术式。

3）限制性门-腔静脉分流术。

（4）预防性手术：严重脾大、合并明显脾功能亢进者行脾切除术。

【名师助记】

门静脉高压多由肝硬化引起，食管-胃底静脉曲张为最特异性的表现，其破裂引起的上消化道出血为最常见的并发症，多由进食硬物引起。内镜治疗为首选。

【仿真自测】

(1~4 题共用题干)

女,56 岁。既往有乙型肝炎病史 20 余年,今晨突发呕血,色鲜红,量约为 1 500ml,急至医院就诊。查体:BP 80/50mmHg,P 108 次/min,面色苍白,四肢末梢凉,脾于肋下缘 5cm,移动性浊音(+),腹壁可见静脉曲张。至医院后患者又呕血一次,量约为 300ml。

1. 患者出血的原因最可能是
   A. 食管-胃底静脉曲张破裂
   B. 脾功能亢进
   C. 脾破裂
   D. 胃溃疡出血
   E. 肝内胆管出血
2. 不恰当的治疗方法是
   A. 三腔二囊管压迫
   B. 血管升压素静脉滴注
   C. 急诊剖腹探查,止血
   D. 输血
   E. 纤维胃镜介入治疗
3. 下列与患者主要疾病关系不大的是
   A. 食管-胃底静脉曲张
   B. 腹壁静脉曲张
   C. 痔
   D. 腹膜后静脉曲张
   E. 大隐静脉曲张
4. 目前最有意义的检查方法是
   A. 胃镜
   B. 腹部 CT
   C. 腹部 B 超
   D. 腹部 MRI
   E. 上消化道 X 线钡剂造影

[答案] 1. A 2. C 3. E 4. A

三、肝性脑病

【自测摸底】

女,54 岁。腹痛、腹胀、低热 4 周,表情淡漠、嗜睡 1 天。腹部 B 超示肝实质弥漫性病变、脾大及腹水。对患者诊断最有意义的阳性体征是

A. 肌张力增高　　B. Babinski 征阳性

C. 扑翼样震颤阳性　　D. 腹壁反射消失

E. 腱反射亢进

【名师精讲】

(一)诱因

1. 上消化道出血　是肝性脑病的主要诱因。

2. 感染。

3. 血电解质失衡　低钾性碱中毒。

4. 摄入含氮物质过多。

5. 酗酒、便秘、安眠药、手术、放腹水。

(二)发病机制

氨是促进肝性脑病最主要的神经毒素。

(三)临床分期

1. 一期(前驱期)　轻度性格改变和行为异常,可有扑翼样震颤。脑电图多数正常。

2. 二期(昏迷前期)　以意识错乱、睡眠障碍、行为异常为主,腱反射亢进,肌张力增高,病理征阳性,扑翼样震颤存在。脑电图为 δ 波或三相波,每秒 4~7 次。

3. 三期(昏睡期)　以昏睡和精神错乱为主,各种神经体征持续或加重,昏睡状态可以唤醒,扑翼样震颤存在。脑电图同二期。

4. 四期(昏迷期)　神志完全丧失,扑翼样震颤不

能引出。脑电图为高波幅δ波,每秒少于4次。

肝功能损害严重的肝性脑病患者常有明显的黄疸、出血倾向和肝臭,易并发严重感染。

(四)诊断

1. 严重肝病和/或广泛门体侧支循环建立。

2. 有肝性脑病的诱因。

3. 精神紊乱、昏睡或昏迷。

4. 明显肝功能损害或血氨升高。

5. 扑翼样震颤和典型的脑电图改变有重要的参考价值。

6. 对肝硬化患者进行常规的简易智力测验可发现亚临床肝性脑病。

(五)治疗

1. 去除诱因

(1)调整饮食结构:应限制肝性脑病患者的蛋白质摄入,但必须保证其热能供给。一期至二期患者在疾病开始数天内应限制蛋白质摄入在20g/d之内,三期至四期患者应禁止从胃肠道补充蛋白质。

(2)纠正水、电解质和酸碱平衡紊乱:低钾性碱中毒可诱发或加重肝性脑病,故利尿剂的应用剂量不宜过大。

(3)止血和清除肠道积血。

(4)预防及控制感染。

(5)慎用镇静剂和损伤肝功能的药物:巴比妥类、苯二氮䓬类镇静剂能够诱发或加重肝性脑病,故肝性脑病患者禁用。若患者出现躁狂等精神症状,可试用异丙嗪、氯苯那敏等抗组胺药。

(6)其他:如防治便秘、防止低血糖发生等。

2. 药物治疗

(1)减少肠道氨的生成和吸收:①乳果糖、乳梨醇。②口服抗生素可抑制肠道产尿素酶的细菌，从而减少氨的生成。常用抗生素有利福昔明、新霉素、甲硝唑等。③导泻或灌肠。常用25%硫酸镁导泻，生理盐水或弱酸性溶液灌肠。禁用碱性肥皂水灌肠。④服用一些不产尿素酶的益生菌。

（2）促进体内氨代谢：①L-鸟氨酸-L-天冬氨酸通过促进体内尿素循环而降低血氨；②谷氨酸；③支链氨基酸。

（3）减少或拮抗假性神经递质：支链氨基酸。

3. 人工肝　对急、慢性肝性脑病均有一定疗效。

4. 肝移植　是治疗各种终末期肝病的有效手段，适用于严重或顽固性肝性脑病患者。

【名师助记】

严重肝病引起的中枢神经系统功能失调甚至昏迷，扑翼样震颤为特异性表现。

【仿真自测】

1. 肝性脑病的诱因不包括
   A. 消化道出血　B. 高钾性酸中毒
   C. 便秘　D. 低血糖
   E. 缺氧

2. 男，52岁。肝硬化病史8年，大量放腹水后出现睡眠障碍、扑翼样震颤、脑电异常。最可能的诊断是
   A. 肝性脑病一期　B. 肝性脑病二期
   C. 肝性脑病三期　D. 肝性脑病四期
   E. 亚临床肝性脑病

［答案］1. B　2. B

（3~4 题共用备选答案）

A. 扑翼样震颤无法引出

B. 轻度性格改变和行为失常

C. 昏睡和精神错乱

D. 意识错乱和睡眠倒错

E. 脑电图正常

3. 肝性脑病三期的临床表现是

4. 肝性脑病四期的临床表现是

四、细菌性肝脓肿

【自测摸底】

男,42 岁。寒战、发热 5 天,右季肋部疼痛 2 天,疼痛于深呼吸及咳嗽时加重。查体:巩膜轻度黄染。肝肋下 2cm,Murphy 征阴性,肝区叩击痛阳性。胸部 X 线片:右侧膈肌抬高,肋脊角消失。肝脏 B 超:肝右叶可见 6cm×5cm 低回声区,边界欠清晰,中心有液性暗区。首先考虑的诊断是

A. 肺炎　　B. 肝脓肿

C. 肝结核　　D. 结核性胸膜炎

E. 肝癌

【名师精讲】

（一）病因

1. 细菌侵入肝脏的途径

（1）胆道:胆道蛔虫、胆管结石等合并胆囊炎是引起细菌性肝脓肿的主要病因。

（2）肝动脉:体内任何部位的化脓性病变,细菌

［答案］3. C　4. A

可经肝动脉入肝。

（3）门静脉：如坏疽性阑尾炎、痔核感染等，细菌可经门静脉入肝。

（4）肝毗邻感染病灶：细菌可循淋巴系统侵入。

（5）开放性肝损伤：细菌可直接经伤口入肝。

2. 细菌性肝脓肿的病原　多为大肠埃希菌、金黄色葡萄球菌。

（二）临床表现

1. 起病较急，寒战、高热，全身不适。

2. 肝区疼痛、肝大、叩痛等体征。

3. 血白细胞计数增高，核左移。

4. B 超可明确其部位及大小，为首选检查。

5. X 线片　①右叶肝脓肿可见右膈肌升高，肝阴影增大，有时可现右侧反应性胸膜炎或胸腔积液；②左叶肝脓肿的 X 线钡剂造影可见胃小弯受压、推移现象。

6. 必要时可行诊断性穿刺，穿出脓液可证实本病。

（三）治疗

1. 加强支持治疗。

2. 大剂量抗生素治疗　先选用对大肠埃希菌、金黄色葡萄球菌、厌氧菌有作用的抗生素，如青霉素、头孢菌素类、甲硝唑等药物，然后根据细菌培养及药敏试验结果选用有效抗生素。

3. 经皮肝穿刺脓肿置管引流术（单个较大的脓肿）　当脓腔直径小于 2cm 时即可拔管。

4. 切开引流

（1）适应证：①胆源性肝脓肿；②较大脓肿，有穿破可能或已经穿破；③位于肝左外叶脓肿，穿刺易污染腹腔；④慢性肝脓肿。

（2）常用手术途径：①经腹腔切开引流，适用于多数患者；②经腹膜外切开引流，主要适用于肝右叶后侧脓肿。

（3）手术注意事项：①脓肿已穿破胸腔者，应同时引流胸腔；②胆源性肝脓肿，应同时引流胆道；③血源性肝脓肿，应积极处理原发感染灶。

【名师助记】

胆道疾病尤其是胆管结石是细菌性肝脓肿致病的主要机制，右叶细菌性肝脓肿多可见发热、肝区疼痛、膈肌升高、肋膈角变钝。B超为主要确诊手段。单发大脓肿多首选经皮引流，多发小脓肿多选用抗生素治疗。

【仿真自测】

1. 细菌性肝脓肿最主要的原因是

   A. 膈下脓肿蔓延　　B. 开放性肝脏损伤
   C. 化脓性门静脉炎　　D. 脓毒症
   E. 胆管结石合并感染

2. 男，45岁。寒战、高热伴肝区疼痛半个月。既往体健。查体：T 38.5℃，P 110次/min，BP 100/70mmHg。皮肤无黄染，肝肋下可触及，肝区叩击痛阳性。血常规：WBC 16×10^9/L，N 0.89。B超示肝左叶10cm×7cm液性暗区。最可能的诊断是

   A. 肝血管瘤　　B. 肝癌
   C. 细菌性肝脓肿　　D. 肝囊肿
   E. 肝棘球蚴病

3. 男，18岁。高热、寒战5天，伴右上腹痛、恶心、呕吐、全身乏力。血常规：WBC 18.6×10^9/L，N 0.92。腹部B超示肝内多发液性暗区，最大者直径为1.5cm。目前最主要的治疗措施是

   A. 腹腔镜引流术　　B. 静脉抗生素治疗
   C. 肝叶切除术　　D. 脓肿穿刺引流术
   E. 脓肿切开引流术

［答案］1. E　2. C　3. B

（4~5 题共用题干）
男，41 岁。突发寒战、高热伴肝区疼痛 5 天。弛张热，大量出汗，心慌，肝区胀痛不适，为持续性钝痛，伴恶心、食欲不振。查体：皮肤无黄染，肝肋下 4cm，有压痛，右肋弓及腋中线肋间皮肤水肿，压痛（+）。血常规：WBC 18×10^9/L，N 0.90。

4. 引起感染的常见致病菌是
   A. 破伤风梭菌　　B. 白念珠菌
   C. 草绿色链球菌　　D. 大肠埃希菌
   E. 表皮葡萄球菌

5. 首选的检查方法是
   A. 腹部 CT　　B. 诊断性肝穿刺
   C. 腹部 X 线平片　　D. 腹部 B 超
   E. 静脉法胆道造影

五、原发性肝癌

【自测摸底】

原发性肝癌中最常见的首发临床表现是
   A. 肝大　　B. 恶心、呕吐
   C. 食欲减退　　D. 体重下降
   E. 肝区疼痛

【名师精讲】

（一）病因

原发性肝癌与肝硬化、病毒性肝炎、黄曲霉毒素等有关。

（二）临床表现

1. 肝区疼痛　是最为主要和常见的症状。常为持

［答案］4. D　5. D

续性钝痛、胀痛。若病变累及横膈,可牵扯右肩背部。

2. 肝大　为中晚期肝癌最常见的体征。肝大呈进行性,质地坚硬,边缘不规则。

3. 黄疸　一般在晚期出现。

4. 全身及消化道症状　主要表现为消瘦、乏力。晚期可出现恶病质。

5. 转移灶表现　如发生肺、骨、脑等转移。

（三）辅助检查

1. 血清甲胎蛋白测定　对肝癌有相对专一性。

2. B超　是首选的影像学检查,可发现1.0cm左右的微小病灶。

3. 磁共振成像(MRI)　对良、恶性肝内占位病变,特别是与血管瘤的鉴别有较强的临床意义。

4. 肝穿刺活检　是诊断肝癌最可靠的方法,但因其为有创性检查,故常用于其他方法不能确诊者。

（四）诊断

1. 影像学标准　两种影像学检查均显示有>2cm的肝癌特征性占位性病变。

2. 影像学结合AFP标准　一种影像学检查显示有>2cm的肝癌特征性占位性病变,同时伴有AFP≥400μg/L(排除妊娠、生殖腺胚胎源性肿瘤、活动性肝炎及转移性肝癌)。

3. 组织学诊断标准　肝组织学检查证实为原发性肝癌。

（五）治疗

1. 手术治疗　是首选、最有效的治疗方法。

(1) 根治性肝切除:①单发的微小肝癌;②单发的小肝癌;③单发的向肝外生长的大肝癌或巨大肝癌,表面较光滑,周围界限较清楚,受肿瘤破坏的肝组织少于30%;④多发性肿瘤,肿瘤结节小于3个,局限在肝的一段或一叶内。

（2）姑息性肝切除：3～5个多发性肿瘤，局限在相邻的2~3个肝段或半肝内。左、右半肝的大肝癌或巨大肝癌，边界较清楚，第一、第二肝门未受侵犯，无瘤侧肝代偿性增大明显，达全肝组织的50%以上。Ⅰ或Ⅷ段的大肝癌或巨大肝癌。

（3）对不能切除的肝癌的外科治疗：可采用肝动脉结扎、肝动脉化疗栓塞等治疗。对肿瘤较小，但不能或不宜手术切除者，特别是肝切除术后早期肿瘤复发者，多在超声引导下进行经皮穿刺无水乙醇注射疗法、射频消融等。

（4）肝癌破裂出血的外科治疗：可行肝动脉结扎或动脉栓塞术，情况差者仅做填塞止血。对于出血量小、患者生命体征平稳，而估计肿瘤不可切除者，可在严密观察下采用输血、止血药物等非手术治疗。

2. 化学药物治疗　原则上不做全身化疗。

3. 放射治疗　适用于一般情况较好，肝功能尚好，不伴有肝硬化，无黄疸、腹水，无脾功能亢进和食管静脉曲张，癌肿较为局限，尚无远处转移，但又不适合手术切除或术后复发者。

【名师助记】

有慢性肝病病史患者出现肝区疼痛伴有消瘦多考虑肝癌，甲胎蛋白检测和B超检查常作为考核内容。

【仿真自测】

1. 原发性肝细胞癌最理想的肿瘤标志物是

A. AFP　　B. γ-GT2

C. CA19-9　　D. CA125

E. CEA

［答案］1. A

2. 男,47 岁。既往有慢性乙型病毒性肝炎病史 10 余年,1 个月前出现右上腹隐痛不适。查体:右腹部膨隆,可扪及质地坚硬、表面凹凸不平的肿块,移动性浊音阳性。腹水为血性。最可能的诊断是

A. 肝棘球蚴病　B. 原发性肝癌
C. 肝囊肿　D. 肝脓肿
E. 肝血管瘤

3. 治疗原发性肝癌最有效的方法是

A. 化学抗癌药物治疗
B. 手术切除治疗
C. 放射治疗
D. 中医治疗
E. 生物和免疫治疗

(4~5 题共用题干)

男,57 岁。酒精性肝硬化 15 年。1 个月前出现右上腹胀痛、低热、体重下降。

4. 该患者最可能的诊断是

A. 肝脓肿　B. 肝血管瘤
C. 肝囊肿　D. 原发性肝癌
E. 胃癌

5. 为确诊,首选的影像学检查是

A. 超声检查
B. CT 检查
C. MRI 检查
D. 选择性腹腔动脉或肝动脉造影检查
E. 放射性核素肝扫描

[答案] 2. B　3. B　4. D　5. A

6. 男，44岁。肝区疼痛2个月，呈持续性钝痛，放射至右肩背部，伴消瘦、乏力。查体：巩膜无黄染，肝肋下3cm，质地稍硬，有结节感。AFP 800μg/L。B超示肝右叶8cm×6cm占位性病变，向外生长，周边血流量增强，门静脉正常。最理想的治疗方法是
   A. 肿瘤切除加放疗　　B. 姑息性肝切除术
   C. 根治性肝切除术　　D. 肝动脉化疗栓塞
   E. 局部射频治疗
7. 男，40岁。肝区疼痛3个月，无发热。右肋下触及肝脏，质硬，表面有直径5cm结节，无触痛。既往有慢性乙型病毒性肝炎病史10年。为确诊，最有意义的检查是
   A. 腹部CT　　B. 穿刺活检
   C. 选择性肝动脉造影　　D. 腹部B超
   E. 腹部MRI

第三节　胆道疾病

一、胆囊结石

【自测摸底】

无症状性胆囊结石应考虑及时手术治疗的是
   A. 高龄患者
   B. 结石直径小于1cm者
   C. 瓷化胆囊患者
   D. 发现胆囊结石3年者
   E. 口服胆囊造影剂胆囊显影者

［答案］6. C　7. B

【名师精讲】

（一）临床表现

1. 胃肠道症状 进食油腻食物后右上腹不适感。

2. 胆绞痛 是胆囊结石的典型表现。多在饱餐、进食油腻食物后或睡眠中改变体位时，出现右上腹或上腹部阵发性或持续性阵发加重的绞痛，可放射至右肩胛或背部，常伴随恶心、呕吐。

3. Mirizzi 综合征 持续嵌顿和压迫胆囊壶腹的较大结石引发胆总管狭窄及胆囊胆管瘘，临床表现为反复发作的胆囊炎、胆管炎及梗阻性黄疸。胆囊管与胆总管平行是发生本病的解剖基础。

4. 胆囊积液 胆囊结石长期嵌顿，但未合并感染，胆汁中的胆色素被胆囊黏膜吸收，积液呈无色透明状，称为“白胆汁”。

（二）诊断

多在饱餐、进食油腻食物后或睡眠中改变体位时，出现右上腹或上腹部阵发性或持续性阵发加重的绞痛，多伴右肩胛或背部放射痛。右上腹压痛，墨菲（Murphy）征阳性。首选 B 超确诊。

（三）治疗

有症状和/或合并并发症者首选腹腔镜胆囊切除术治疗。

手术适应证：

1. 口服胆囊造影剂胆囊不显影者。
2. 胆囊结石数量多及结石直径≥2~3cm 者。
3. 胆囊壁钙化或瓷化胆囊者。
4. 伴有胆囊息肉≥1cm 者。
5. 胆囊壁增厚（>3mm），即伴有慢性胆囊炎者。
6. 合并糖尿病在糖尿病已控制时。
7. 有心肺功能障碍者。

【名师助记】

进食油腻饮食后，右上腹压痛伴 Murphy 征阳性且无发热表现时，考虑为胆石症。“三”（结石3cm）“步”（造影剂胆囊不显影）“词”（瓷化胆囊）是胆囊切除术常考核的适应证。

【仿真自测】

1. 对于下列无症状的胆囊结石，不做胆囊切除，只需观察随诊的情况是
   A. 结石直径小于1cm
   B. 合并糖尿病且糖尿病已控制
   C. 伴有胆囊息肉
   D. 合并瓷化胆囊
   E. 有心肺功能障碍
2. 女，49岁。近半年数次发作性右上腹疼痛，伴恶心、呕吐，多于夜间睡眠后发作，并向右肩部放射。查体：肥胖体质，BP 110/90mmHg，P 90次/min，右上腹轻度压痛，无腹肌紧张。此患者最可能的诊断是
   A. 高位急性阑尾炎 B. 急性胰腺炎
   C. 胆囊腺瘤性息肉 D. 十二指肠溃疡穿孔
   E. 胆囊结石

二、急性胆囊炎

【自测摸底】

女，45岁。1天前进食高脂餐后出现右上腹剧烈绞痛，阵发性加剧，并向右肩部放射，伴恶心、呕吐、发热，体温达38℃。该患者最可能的诊断是

A. 肝脓肿 B. 胃溃疡穿孔
C. 急性肺栓塞 D. 急性胆囊炎
E. 急性胰腺炎

［答案］1. A 2. E

【名师精讲】

急性胆囊炎常由胆石梗阻引起，女性发病概率较高。大肠埃希菌感染较为多见。

（一）临床表现

1. 症状

（1）常在进食油腻食物后出现右上腹剧烈绞痛，阵发性加重，向右肩背部放射。

（2）伴有恶心、呕吐、厌食等消化道症状。

（3）严重者可有畏寒、发热、黄疸。

（4）并发穿孔可致弥漫性腹膜炎（最严重的并发症）。

2. 体征　右上腹有压痛、肌紧张，Murphy 征阳性，可触及肿大且有触痛的胆囊。

3. 辅助检查

（1）血常规：白细胞计数升高，以中性粒细胞为著。

（2）B 超：胆囊增大，囊壁增厚，甚至可见“双边征”。胆囊内结石呈强回声，伴有声影。

（二）治疗

胆囊切除术为首选治疗方法。

1. 适应证

（1）发病在 48~72 小时内。

（2）保守治疗无效。

（3）有严重并发症，如胆囊穿孔、弥漫性腹膜炎、急性化脓性胆管炎、急性坏死性胰腺炎等。

2. 对高危患者，或局部炎症水肿、粘连重、解剖关系不清者，在急症情况下，应选用胆囊造口术进行减压引流，3 个月后病情稳定再行胆囊切除术。

【名师助记】

急性胆囊炎与胆石症的表现极为相似，最主要的鉴别点在于前者有发热和白细胞计数升高。手术治疗为其首选的治疗手段。

【仿真自测】

1. 急性胆囊炎的典型体征是
   A. Murphy 征　　B. Grey-Tuner 征
   C. 腹部揉面感　　D. Waller 征
   E. 反跳痛
2. 男,52 岁。近半年右上腹疼痛数次发作,伴恶心、呕吐,多为夜间睡眠时发作,并向右肩部放射。查体:肥胖体质,BP 110/90mmHg,P 90 次/min,右上腹轻度压痛,无腹肌紧张。虽经治疗未缓解,近日持续性疼痛加重,右上腹压痛、反跳痛、腹肌紧张,体温 38.5℃。此时可能的诊断是
   A. 十二指肠溃疡穿孔并弥漫性腹膜炎
   B. 急性坏死性胰腺炎
   C. 结石性急性胆囊炎
   D. 胆总管结石
   E. 急性化脓性胆管炎

(3~4 题共用题干)

女,52 岁,体胖。5 年来右上腹间断性胀痛,进食油腻后发作,昨日进食不当再次发作右上腹疼痛,疼痛为持续性,阵发性加重,向肩背部放射,伴发热,巩膜黄染,大便不畅,色灰白。查体:体温 38℃,巩膜黄染,Murphy 征(+),肝脾未触及,移动性浊音(-),下肢水肿。

3. 临床最可能的诊断是
   A. 急性肝炎　　B. 胆囊炎合并胆结石
   C. 急性胃炎　　D. 肝硬化
   E. 肝癌

[答案] 1. A　2. C　3. B

4. 为明确诊断，首选的检查方法是
A. 腹部 X 线片
B. B 超
C. 口服胆囊造影
D. CT 检查
E. MRI 检查

5. 女，79 岁。因胆囊结石、急性胆囊炎入院，保守治疗 5 天后腹痛加剧。查体：T 39.5℃，P 120 次/min，BP 106/70mmHg，皮肤及巩膜无黄染，右上腹腹肌紧张，局限性压痛、反跳痛。血常规：WBC 20×10^9/L，N 0.89。最适合的治疗是
A. 胆囊造瘘术
B. 胆总管切开引流术
C. 静脉滴注抗菌药物
D. 鼻胆管引流术
E. 腹腔引流术

三、肝外胆管结石

【自测摸底】

患者有黄疸症状，伴有上腹绞痛，寒战、高热。最可能的病因诊断是
A. 肝硬化
B. 胆总管结石
C. 原发性肝癌
D. 壶腹部肿瘤
E. 病毒性肝炎

【名师精讲】

（一）临床表现及诊断

胆石梗阻继发感染时，典型临床表现为查科（Charcot）三联征。在 Charcot 三联征基础上出现神志障碍、休克则称为雷诺（Reynolds）五联征。

［答案］4. B 5. A

1. Charcot 三联征　腹痛，寒战、高热，黄疸。

2. 体格检查　剑突下和右上腹可有深压痛。感染严重可有腹膜刺激征象，并可有肝区叩痛。胆囊可触及，有触痛。

3. 实验室检查　白细胞计数及中性粒细胞占比升高，血清胆红素升高，血清转氨酶、碱性磷酸酶升高；尿胆红素升高，尿胆原降低或消失，粪胆原减少。

4. 影像学检查　B 超见胆总管扩张，可发现胆管内结石，为首选检查方法。经皮经肝胆管造影（PTC）及内镜逆行胰胆管造影（ERCP）或磁共振胰胆管造影（MRCP）可明确结石的部位、数量、大小，以及胆管梗阻的部位和程度。

（二）治疗

肝外胆管结石以手术治疗为主。

1. 手术原则　①术中尽量取石；②解除胆道梗阻，去除感染病灶；③术后保持胆汁引流通畅。

2. 常用手术方法　胆总管切开取石加 T 管引流：T 管引流胆汁量平均为 200～400ml，超过表示胆总管下端有梗阻。如胆汁正常且引流量逐渐减少，术后 10 天，经夹管 2～3 天，患者无不适，先行经 T 管胆道造影，无异常，造影后放开 T 管引流 24 小时，再夹管 2～3 天，无症状可拔管。

若造影有结石，则 T 管留置 6 周以上，待纤维窦道形成后拔除 T 管，行纤维胆道镜取石。

伴有胆囊结石或胆囊炎者，同时行胆囊切除术。

【名师助记】

胆石症患者出现 Charcot 三联征（腹痛，寒战、高热，黄疸），考虑为肝外胆管结石。B 超为首选检查，胆总管切开术为主要治疗手段。

【仿真自测】

1. 胆总管结石梗阻后最典型的临床表现是
   A. Charcot 三联征　　B. Grey-Turner 征
   C. Murphy 征阳性　　D. Cullen 征
   E. Whipple 三联征

（2~3 题共用题干）

女，48 岁。发作性剑突下及右上腹绞痛 3 天，伴有寒战，半年前有过类似发作史。查体：T 39℃，P 110 次/min，BP 140/85mmHg。血常规：WBC 12×10^9/L，N 0.80，神志清楚，皮肤、巩膜轻度黄染，右肋下缘扪及肿大的胆囊，触痛（+）。

2. 该患者最可能的诊断是
   A. 肝内胆管结石并胆囊炎
   B. 肝外胆管结石并胆囊炎
   C. 细菌性肝脓肿
   D. 急性化脓性胆囊炎
   E. 急性梗阻性化脓性胆管炎
3. 首选的检查方法是
   A. 腹部 B 超　　B. MRCP
   C. ERCP　　D. PTC
   E. 腹部 CT

四、急性梗阻性化脓性胆管炎

【自测摸底】

与梗阻性化脓性胆管炎实验室检查结果不符合的是
A. 碱性磷酸酶升高　　B. 尿胆红素阳性
C. 白细胞计数升高　　D. 尿胆原升高
E. 血清结合胆红素升高

［答案］1. A　2. B　3. A

【名师精讲】

（一）病因

1. 胆管急性完全梗阻和化脓性感染所致。胆管结石最常见，其他为肿瘤、炎性狭窄和胆道蛔虫等。

2. 致病菌主要为革兰氏阴性菌（大肠埃希菌、克雷伯菌最常见）和革兰氏阳性菌（粪链球菌、肠球菌）；合并厌氧菌感染者常见。

3. 多数患者有胆道病史。

（二）临床表现和诊断

1. Reynolds 五联征　起病急骤，在 Charcot 三联征（腹痛，寒战、高热，黄疸）基础上出现休克和神经系统受抑制表现。

2. 体征　剑突下压痛、肌紧张、肝区叩痛，有时可触及肿大的胆囊。可出现皮下瘀斑或全身发绀。

3. 实验室检查　白细胞、中性粒细胞及胆红素均明显升高，血小板降低，可出现代谢性酸中毒、低氧血症。

4. B 超　可确诊。

若无五联征，体温>39℃，脉搏>120 次/min，白细胞>20×10^9/L，血小板降低，也应考虑此病。

（三）治疗

1. 非手术治疗

（1）联合、足量广谱抗生素。

（2）纠正水、电解质紊乱。

（3）恢复血容量，改善供氧，纠正休克，使用肾上腺素、维生素，必要时用血管活性药物。

（4）术前治疗一般控制在 6 小时内，若继续恶化，须紧急手术，若仍有休克，须边抗休克边手术。

2. 紧急手术　胆总管切开减压，T 管引流。

3. 多发性肝脓肿是常见并发症，需同期处理。

【名师助记】

胆道疾病病史患者出现 Charcot 三联征加休克和神经系统抑制表现，可考虑本病。胆管切开为首选治疗手段。

【仿真自测】

1. 女,55 岁。突发右上腹痛,伴高热 10 小时。既往有胆总管结石 2 年。查体:T 39.4℃,P 124 次/min,BP 60/40mmHg,一般情况差,皮肤巩膜黄染,四肢湿冷,心肺(-),右上腹有压痛、反跳痛,肌紧张(+),Murphy 征(+)。首选的治疗方案是
   A. 急行胆囊造瘘引流
   B. 抗休克治疗,观察
   C. 大剂量广谱抗生素治疗,观察
   D. 胆管切开减压,T 管引流
   E. 胆囊切除术

(2~3 题共用题干)

2. 男,52 岁。反复发作剑突下及右上腹绞痛 1 天,伴发热、寒战。2 小时前该患者皮肤、巩膜黄染加重,体温升高至 40℃,脉搏 130 次/min,血压 90/60mmHg,神志不清。此时最可能的诊断为
   A. 肝内胆管结石并胆管炎
   B. 急性化脓性胆囊炎、穿孔
   C. 肝外胆管结石并胆管炎
   D. 细菌性肝脓肿破裂
   E. 急性梗阻性化脓性胆管炎
3. 该患者此时最有效的治疗是
   A. 胆总管切开减压,T 管引流
   B. 物理降温,支持治疗
   C. 联合应用大剂量抗生素
   D. 给予糖皮质激素
   E. 补液,恢复血容量

[答案] 1. D 2. E 3. A

（4~5 题共用题干）
女，68 岁。突发上腹部阵发性绞痛 2 小时。短时间内寒战、高热，小便呈浓茶样，随后嗜睡。查体：T 39.6℃，P 128 次/min，R 30 次/min，BP 80/50mmHg，神志不清，躁动，巩膜黄染，右上腹肌紧张，有压痛和反跳痛。

4. 该患者的病因最可能是
   A. 胆道结石　　B. 胆管肿瘤
   C. 胆囊炎　　D. 胆管癌
   E. 胆道蛔虫

5. 以下非手术治疗中，错误的是
   A. 联合足量使用抗生素治疗
   B. 纠正水、电解质紊乱
   C. 输入 2 个单位红细胞
   D. 持续吸氧
   E. 禁食，胃肠减压

第四节　胰 腺 疾 病

一、急性胰腺炎

【自测摸底】

女，48 岁。进大量肉食后上腹痛伴呕吐 6 小时。腹痛为持续性，阵发性加重，向左腰背部放射，呕吐物为胃内容物。对明确诊断最有意义的实验室检查是
   A. 尿淀粉酶　　B. 血淀粉酶
   C. 血白细胞计数　　D. 血胆红素
   E. 尿常规

［答案］4. A　5. C

【名师精讲】

（一）病因、发病机制和病理

1. 常见病因　胆石症（我国多见）、大量饮酒和暴饮暴食、胰管阻塞、内分泌与代谢障碍、手术与创伤、药物、感染等。

2. 病理

（1）急性水肿型。

（2）急性坏死型。

3. 发病机制　共同通道受阻致胰管内高压，胰腺腺泡细胞破裂，胰液外溢，自身消化。

（1）磷脂酶 A_2：引起胰实质凝固性坏死、溶血及脂肪组织坏死。

（2）激肽释放酶：使血管舒张和通透性增加，引起休克和水肿。

（3）弹性蛋白酶：溶解血管弹性纤维引起血栓形成和出血。

（4）脂肪酶：参与胰腺及周围组织脂肪坏死及液化。

（二）临床表现

1. 症状

（1）腹痛：是急性胰腺炎的主要表现和首发症状，为饱餐或饮酒后突发的上腹部剧痛（中上腹，向腰背部呈束带状放射，取弯腰抱膝位可缓解疼痛，不能为胃肠解痉药缓解，进食可加重）。

腹痛发生的主要机制：①炎性渗出液和胰液外溢刺激腹膜和腹膜后组织；②胰腺急性水肿，炎症刺激和牵拉其包膜上的神经末梢；③胰管阻塞或伴胆囊炎、胆石症引起疼痛；④胰腺炎症累及肠道，导致肠胀气和肠麻痹。

（2）恶心、呕吐和腹胀：呕吐后腹痛不缓解是急性胰腺炎的特点，同时有腹胀和肠麻痹。

(3) 低血压或休克：主要原因为有效血容量不足，缓激肽类物质导致周围血管扩张，并发消化道出血。

(4) 发热：发热 1 周以上且白细胞计数升高者怀疑继发感染。

(5) 水、电解质紊乱：常有低钾；呕吐频繁可有代谢性碱中毒；重症患者可有低钙（<2mmol/L）、代谢性酸中毒，部分伴有血糖增高、高渗昏迷、糖尿病酮症酸中毒等。

2. 体征

(1) 轻症急性胰腺炎：上腹部压痛、腹胀。

(2) 重症急性胰腺炎

1) 腹痛、腹肌紧张和反跳痛。

2) 肠鸣音减弱或消失。

3) 腹水征。

4) Grey-Turner 征：腰腹季肋部青紫色斑。

5) Cullen 征：脐周皮肤蓝紫斑。

6) 上腹部肿块。

7) 黄疸：后期出现黄疸应考虑并发胰腺假性囊肿或脓肿压迫胆总管或因为肝细胞损害所致。

8) 手足抽搐：低钙所致，提示预后不良。低钙的原因：①大量脂肪组织坏死分解出的脂肪酸与钙结合成脂肪酸钙，致钙大量消耗；②胰腺炎时刺激甲状腺分泌降钙素。

（三）并发症

1. 主要全身并发症

(1) 急性呼吸窘迫综合征：进行性呼吸窘迫，常规氧疗不能缓解。

(2) 急性肾衰竭。

(3) 心力衰竭与心律失常。

(4) 消化道出血：上消化道出血是因应激性溃疡

或黏膜糜烂所致，下消化道出血是因胰腺坏死穿透横结肠所致。

（5）胰性脑病：表现为精神异常（幻觉、幻想、躁狂状态）和定向力障碍。

（6）脓毒血症和真菌感染：早期以革兰氏阴性杆菌为主。

（7）高血糖。

（8）慢性胰腺炎。

2. 局部并发症

（1）胰腺脓肿：2～3 周后，有腹痛、高热、上腹肿块和中毒症状。

（2）胰瘘及假性囊肿：炎症导致胰管破裂，胰液从胰管漏出>7 天，即为胰瘘。3～4 周后，由胰液和液化的坏死组织在胰腺内或周围包裹形成假性囊肿，多位于胰腺尾部，囊肿穿破可致胰源性腹水。

（3）左侧门静脉高压：胰腺假性囊肿压迫和炎症波及后导致脾动脉血栓形成，继发左侧门静脉高压。

（四）辅助检查

1. 淀粉酶

（1）血清淀粉酶：6～12 小时升高，24 小时达峰值，持续 3～5 天。血清淀粉酶超过正常值 3 倍以上可确诊。其他急腹症可有血清淀粉酶升高，但一般不超过正常值 2 倍。淀粉酶的高低不反映病情轻重，重症急性胰腺炎淀粉酶值可正常或低于正常。

（2）尿淀粉酶：12～14 小时升高，持续 1～2 周。

（3）胰源性腹水及胸腔积液：常呈血性，淀粉酶水平明显升高。

2. C 反应蛋白（CRP） 胰腺坏死时 CRP 水平明显升高。

3. 血清脂肪酶 24～72 小时升高，持续 7～10 天，对就诊较晚的急性胰腺炎患者有诊断价值。

4. 生化反应　持久空腹血糖>10mmol/L、血钙<2mmol/L多见于重症急性胰腺炎，血钙<1.5mmol/L提示预后不良。

5. 腹部X线片　“结肠切割征”和“哨兵袢”为胰腺炎的间接指征。

6. B超　常规初筛首选检查。

7. 增强CT　诊断胰腺坏死的最佳检查方法。

（五）诊断

1. 轻症胰腺炎　持续上腹痛，恶心、呕吐，轻度发热，上腹压痛，血清淀粉酶和尿淀粉酶明显升高。

2. 重症胰腺炎

（1）临床表现：四肢厥冷，烦躁不安，皮肤呈斑点状。

（2）体征：腹部腹膜刺激征、腹胀、肠鸣音减弱或消失，Grey-Turner征或Cullen征。

（3）实验室检查：血钙<2mmol/L，血糖>11.2mmol/L，血、尿淀粉酶突然下降。

（4）腹腔诊断性穿刺：发现高淀粉酶活性的血性腹水。

（六）治疗

1. 非手术治疗

（1）胃肠减压、禁食水。

（2）补充液体，防治休克。

（3）营养支持：对重症胰腺炎尤为重要。早期采用全胃肠外营养；如无肠梗阻，应尽早进行肠内营养，防止肠内细菌移位而引起胰腺坏死合并感染。

（4）抗菌药物：①对胰腺有较好渗透性的抗生素，如亚胺培南或喹诺酮类等，主要针对革兰氏阴性杆菌，并联合应用对厌氧菌有效的药物（如甲硝唑）；②对肠道移位细菌（大肠埃希菌、假单胞菌、金黄色葡萄球菌等）敏感的抗生素。第二、三代头孢菌素也可考虑应用。

(5) 肠功能维护:导泻及口服抗生素以减轻肠内细菌、毒素在肠屏障功能受损时的肠道细菌移位,并减轻肠道炎症反应。

(6) 连续血液净化:尤其在肾衰竭时,有利于重要脏器功能的改善和恢复。

(7) 抑制胰液分泌:生长抑素。

(8) 抑制胰酶活性:抑肽酶可对抗胰血管舒缓素,还可抑制胰蛋白酶、糜蛋白酶和血清素;氟尿嘧啶可减少胰液分泌,抑制 DNA 和 RNA 合成,对磷脂酶 A_2 和胰蛋白酶有抑制作用;加贝酯可抑制蛋白酶、凝血酶原、血管舒缓素、弹力纤维酶等。

(9) 解痉镇痛:禁用吗啡,因其可致 Oddi 括约肌痉挛。

(10) 内镜下 Oddi 括约肌切开术及鼻胆管引流:适用于老年不宜手术者。

2. 手术治疗 最常用的是坏死组织清除加引流术。

伴有胆道结石性梗阻、胆道感染的重症胰腺炎应在 72 小时内手术。

手术适应证:①不能排除其他急腹症时;②胰腺和胰周坏死组织继发感染;③虽经合理支持治疗,但临床症状继续恶化;④暴发性胰腺炎经过短期(24 小时)非手术治疗,多器官功能障碍仍不能得到纠正;⑤胆源性胰腺炎;⑥病程后期合并肠瘘或胰腺假性囊肿;⑦腹腔间隔室综合征,即出现腹部严重膨隆、腹壁高度紧张,伴有心、肺、肾功能衰竭,经内科治疗无效。

【名师助记】

有胆石症病史的患者,在暴饮暴食后出现左上腹痛向腰背部放射,考虑为急性胰腺炎。血淀粉酶升高为首选的特异性辅助检查。重症胰腺炎患者可有黄疸、休克、血性腹水、皮下瘀斑、血钙降低、血糖升高等表现。非手术治疗为主要治疗手段，胃肠减压为首选处置。

【仿真自测】

1. 男，55 岁。饮酒后出现上腹持续性刀割样痛 3 小时，尿淀粉酶正常，腹部平片未见膈下游离气体及气液平面。最可能的诊断是
   A. 消化道穿孔　　B. 胆结石
   C. 急性胆囊炎　　D. 急性肠梗阻
   E. 急性胰腺炎
2. 对鉴别水肿型和出血坏死型胰腺炎最有价值的是
   A. 上腹剧痛，向左腰背部放射
   B. 呕吐
   C. Cullen 征
   D. 发热
   E. 黄疸
3. 用于判断急性胰腺炎严重程度的血清学检查项目是
   A. 血清钙　　B. 碱性磷酸酶
   C. 丙氨酸转氨酶　　D. 淀粉酶
   E. 血清钾
4. 我国急性胰腺炎的主要病因是
   A. 内分泌与代谢障碍　　B. 胆管系统疾病
   C. 手术与创伤　　D. 慢性酒精中毒
   E. 暴饮暴食

［答案］1. E　2. C　3. A　4. B

5. 女,42 岁。突发上腹剧痛 6 天,加重伴发热 2 天。查体:T 38℃,BP 76/50mmHg。面色苍白,嗜睡,脉搏细速,尿少,中上腹压痛(+),伴反跳痛,上腹部可触及肿块,不活动。B 超示胰腺周围液性包块,直径 10cm。尿淀粉酶 10 000(Somogyi)U/L;血 WBC 18×10^9/L。引起该患者感染的致病菌最可能是

A. 肠球菌 B. 大肠埃希菌
C. 结核分枝杆菌 D. 溶血性链球菌
E. 白念珠菌

(6~7 题共用备选答案)

A. 脂肪酶 B. 磷脂酶 A_2
C. 弹力蛋白酶 D. 糜蛋白酶
E. 胰蛋白酶

6. 在急性胰腺炎的发病机制中,与血管破坏导致出血关系最密切的酶是
7. 在急性胰腺炎发病机制中,与胰腺组织坏死和溶血关系密切的酶是

(8~9 题共用题干)

男,36 岁。患胆囊结石 5 年。饱餐后持续上腹疼痛 16 小时,向腰背部放射,伴恶心、呕吐、发热。查体:上腹部明显压痛,Murphy 征阴性,肋脊角无压痛、叩痛。

8. 该患者诊断首先考虑为

A. 急性胃炎 B. 泌尿系统结石
C. 消化性溃疡 D. 肠梗阻
E. 急性胰腺炎

9. 为明确诊断,首选的检查是

A. X 线钡剂造影 B. 血脂肪酶
C. 尿常规 D. 血淀粉酶
E. 胃镜

[答案] 5. B 6. C 7. B 8. E 9. D

二、胰腺癌

【自测摸底】

胰头癌最常见的临床表现是

A. 腹痛、黄疸和消瘦

B. 腹痛、黄疸和呕吐

C. 腹痛、黄疸和上腹包块

D. 黄疸、消瘦和上腹包块

E. 黄疸、消瘦和腹胀

【名师精讲】

胰腺癌在男性高发,以胰头癌为多见。

(一) 临床表现

1. 症状　最常见的症状为腹痛、黄疸和消瘦。胰头癌以腹痛、黄疸和上腹胀不适为主。胰体、尾癌以腹痛、上腹部不适和腰背痛为主。

(1) 上腹疼痛、不适:是最常见的首发症状。胰头癌偏右,胰体、尾癌偏左。饭后 1~2 小时加重。中晚期肿瘤侵及腹腔神经丛,出现持续性剧烈腹痛,可向腰背部放射,夜间或仰卧时加重。

(2) 黄疸:是胰头癌最主要的临床表现,呈进行性加重。胰体、尾癌时黄疸少见。可伴皮肤瘙痒,尿色如深茶,粪便呈陶土色。

(3) 消瘦、乏力、体重下降。

(4) 消化道症状:胆总管下端和胰腺导管被肿瘤阻塞,胆汁和胰液不能进入十二指肠,可导致食欲缺乏和消化不良。胰液外分泌功能不全,可导致腹泻。晚期肿瘤侵及十二指肠可出现上消化道梗阻或出血。

(5) 其他:多数患者有持续或间歇性低热,一般无胆道感染。也可出现糖尿病。

2. 体征 早期一般无明显体征，典型胰腺癌可见消瘦、上腹压痛和黄疸。有黄疸时，可因胆汁淤积而出现肝大，质硬，表面光滑，可扪及肿大的胆囊，无压痛。晚期可触及肿块，出现腹水。

（二）辅助检查

1. CT 用于判定肿瘤是否侵犯大血管，从而对判断能否完成胰头十二指肠切除术具有重要意义。

2. B超 显示胆管扩张、胆囊胀大、胰管扩张（正常直径≤3mm）及发现胰头占位病变。

3. ERCP 可直接观察十二指肠壁和壶腹有无癌肿浸润。直接收集胰液做细胞学检查及壶腹部病理检查。

4. CA19-9联合其他肿瘤标志物检测 可提高对于胰腺癌诊断的特异性和准确性。

5. 血液、尿、粪便检查 血清总胆红素和结合胆红素升高，碱性磷酸酶、转氨酶可轻度升高，尿胆红素阳性。胰管梗阻或并发胰腺炎时，血清淀粉酶和脂肪酶可升高。粪便呈灰白色，粪胆原减少或消失。

（三）诊断

对于40岁以上有以下症状者应予以重视：①持续性上腹部不适，进餐后加重，伴有食欲缺乏；②不能解释的进行性消瘦；③不能解释的糖尿病或糖尿病突然加重；④多发性深静脉炎或游走性静脉炎；⑤有胰腺癌家族史、慢性胰腺炎、大量吸烟者。

（四）治疗

手术切除是胰头癌有效的治疗方式。

【名师助记】

胰腺癌患者多表现为腹痛、进行性加重的黄疸、消瘦，常可触及肿大、无痛的胆囊。首先考虑胰头癌。B超是首选检查。手术是最有效的治疗方法。

【仿真自测】

1. 怀疑胰腺癌，首选的检查方法是
   A. 血、尿淀粉酶测定　　B. B超
   C. CT　　D. MRI
   E. X线气钡双重造影
2. 胰腺癌最好发的部位是
   A. 胰腺头部　　B. 胰腺体部
   C. 胰腺尾部　　D. 全胰腺
   E. 异位胰腺
3. 男，56岁。皮肤黄染进行性加重2个月，体重减轻5kg。查体：体温37.2℃，皮肤黄染，右肋下可触及肿大胆囊，无压痛。实验室检查：血清淀粉酶正常，血胆红素222μmol/L。最可能的诊断是
   A. 慢性胰腺炎　　B. 胰头癌
   C. 胆总管结石　　D. 胆囊癌
   E. 肝门部胆管癌

第五节　肠道疾病

一、溃疡性结肠炎

【自测摸底】

男，32岁。反复脓血便伴里急后重2年，抗生素治疗无效。下消化道X线钡剂造影检查发现直肠、乙状结肠多发黏膜粗乱及颗粒样改变。最可能的诊断是

A. 细菌性痢疾　　B. 肠结核
C. 溃疡性结肠炎　　D. 克罗恩病
E. 结肠癌

［答案］1. B　2. A　3. B

【名师精讲】

（一）病理

病变位于大肠，呈连续性弥漫性分布。多数在直肠及乙状结肠。

1. 活动期改变 固有膜内弥漫性大量炎症细胞浸润，隐窝脓肿易形成溃疡，结肠病变一般局限于黏膜及黏膜下层，黏膜弥漫性充血、水肿，呈细颗粒状，很少侵入肌层，故较少发生肠穿孔和瘘管形成，并发中毒性巨结肠时易发生穿孔。

2. 慢性期改变 黏膜结构紊乱，可形成炎性息肉。溃疡愈合瘢痕形成可使肠腔缩窄。少数患者发生结肠癌变。

（二）临床表现

反复发作的腹泻、黏液脓血便及腹痛是本病的主要临床症状。部分患者在发作间歇期可因饮食不当、劳累、精神刺激、感染等诱因复发或症状加重。

1. 消化系统表现

（1）腹痛及腹胀：左下腹或下腹，轻至中度腹痛，有疼痛—便意—便后缓解规律，伴里急后重，剧烈腹痛提示并发中毒性巨结肠。

（2）腹泻：腹泻主要与炎症导致的大肠黏膜对水钠吸收障碍以及结肠运动功能失常有关，轻重不一，为糊状甚至黏液脓血便（活动期的重要表现），可腹泻与便秘交替出现。

2. 全身表现 发热（常为低热，高热提示并发症或急性暴发型）、消瘦、贫血。

3. 体征 左下腹压痛、肠鸣音增强等，暴发和重症者常有明显压痛和鼓肠。

4. 临床分型

（1）轻型：腹泻每天 4 次以下，便血轻或无，无发热、脉速，贫血无或轻，血沉正常。

（2）重型:腹泻频繁>6次/d,并有明显黏液脓血便;体温>37.5℃,脉搏>90次/min;血沉加快,>30mm/1h;血红蛋白下降,<100g/L。

（3）中间型:介于二者之间。

（三）并发症

1. 中毒性巨结肠　是最严重的并发症。横结肠多见,常因低钾、钡剂灌肠、使用抗胆碱药物或阿片制剂诱发。

表现:病情急剧恶化,毒血症明显,有脱水及电解质平衡紊乱,出现鼓肠、腹部压痛、肠鸣音消失。血常规白细胞计数显著升高。X线片见结肠扩张、结肠袋消失。本病易引发急性穿孔。

2. 直肠结肠癌变　多见于广泛病变者、幼年起病者。

3. 肠道大出血、肠穿孔　多与中毒性巨结肠有关,肠梗阻少见。

（四）辅助检查

1. 血液检查　Hb下降,白细胞计数于活动期升高,血沉加快及CRP升高(活动期的标志)。严重或病情持续者可有血清白蛋白下降。

2. 粪便检查　黏液脓血便,病原菌阴性(需反复多次进行检查,至少连续3次)。

3. 结肠镜检查　是诊断本病最重要的手段。多发性浅表性溃疡,弥漫连续分布,黏膜粗糙,呈颗粒状,血管模糊,灶性出血,有脓性分泌物附着,可见假性息肉,结肠袋消失。有中毒性巨结肠、可疑肠穿孔者禁忌行结肠镜检查。

4. X线钡剂造影　黏膜粗乱,有颗粒样改变,多发浅表龛影,结肠袋消失,肠壁缩短,呈铅管状。重型或暴发型病例一般不宜做钡剂灌肠检查,以免加重病情或诱发中毒性巨结肠。

(五) 诊断与鉴别诊断

1. 诊断　具有典型症状,即持续反复发作腹泻、黏液脓血便、腹痛、里急后重者,结合结肠镜或 X 线钡剂造影所见,可作诊断。

2. 鉴别诊断　溃疡性结肠炎与克罗恩病的鉴别见表 1-7。

表 1-7　溃疡性结肠炎与克罗恩病的鉴别

鉴别要点	溃疡性结肠炎	克罗恩病
症状	脓血便多见	有腹泻,但脓血便少见
病变分布	病变连续	呈节段性
常见病变部位	直肠与结肠	末段回肠最多见
肠腔狭窄	少见,中心性	多见,偏心性
瘘管、腹部包块形成	罕见	多见
内镜表现	溃疡浅,黏膜弥漫性充血、水肿,颗粒状,脆性增加,病变弥漫性分布	伴周围黏膜正常的纵行溃疡或鹅卵石样改变,病变呈节段性、跳跃性分布
活检特征	固有膜全层弥漫性炎症,隐窝脓肿,隐窝结构明显异常,杯状细胞减少	裂隙状溃疡,非干酪坏死性肉芽肿,黏膜下层淋巴细胞聚集,局部炎症

(六) 治疗

1. 药物治疗

(1) 氨基水杨酸制剂:柳氮磺吡啶(SASP)为首选。5-氨基水杨酸(5-ASA)新型制剂(美沙拉嗪、奥沙拉嗪和巴柳氮)不良反应较少,适用于对柳氮磺吡啶过敏或不能耐受者。

(2) 糖皮质激素:适用于氨基水杨酸制剂疗效不佳

的轻、中型患者，特别适用于重型活动期患者。若病变局限在直肠、乙状结肠，可用激素加生理盐水保留灌肠。

（3）免疫抑制剂：硫唑嘌呤或巯嘌呤可用于激素治疗效果不佳或对激素依赖的慢性持续型病例，环孢素静脉滴注可使大部分患者暂时缓解而避免急诊手术。

2. 手术治疗

（1）紧急手术：并发大出血、肠穿孔者，重型患者特别是合并中毒性巨结肠经内科治疗无效且伴有严重毒血症者。

（2）择期手术：并发结肠癌变；慢性持续型病例内科治疗无效而严重影响生活质量，或用糖皮质激素可控制病情但不良反应太大不能耐受者。

【名师助记】

持续反复发作的腹泻、黏液脓血便伴左下腹腹痛，考虑为溃疡性结肠炎。首选结肠镜或X线钡剂造影检查，可见连续性炎症，浅表弥漫性溃疡。氨基水杨酸制剂为首选。若因低钾、钡剂灌肠、使用抗胆碱药物或阿片制剂后出现症状加重、腹痛明显、肠鸣音消失，多为诱发中毒性巨结肠，此时首选腹部X线平片检查。

【仿真自测】

1. 女，32岁。有溃疡性结肠炎病史，3天前出现脓血便，未行系统治疗。1天前又出现高热、明显腹胀。体格检查：腹膨隆，明显压痛和反跳痛，肠鸣音减弱。腹部X线平片可见结肠扩张、结肠袋消失。此患者最可能出现的并发症是

A. 肠梗阻　　B. 肠穿孔
C. 中毒性巨结肠　　D. 自发性腹膜炎
E. 结核性腹膜炎

［答案］1. C

2. 女,32岁。左下腹痛2个月,黄稀便,每天3次。结肠镜检查示直肠、乙状结肠糜烂及浅溃疡,大范围充血、水肿。最可能的诊断是

A. 结肠癌 B. 慢性肠炎
C. 溃疡性结肠炎 D. 克罗恩病
E. 肠结核

(3~4题共用备选答案)

A. 不规则溃疡 B. 多发浅溃疡
C. 纵行溃疡 D. 环形溃疡
E. 烧瓶样溃疡

3. 克罗恩病最典型的肠道溃疡形态是
4. 溃疡性结肠炎最常出现的肠道溃疡形态是

(5~6题共用题干)

女,38岁。黏液脓血便伴里急后重3年,近1周腹痛加重。查体:体温37.5℃,贫血貌,左下腹轻压痛。

5. 最可能的诊断是

A. 结肠癌 B. 克罗恩病
C. 卵巢癌 D. 溃疡性结肠炎
E. 肠易激综合征

6. 为明确诊断,首选的检查是

A. 腹部CT B. 尿常规
C. 血清CA19-9 D. 结肠镜检查
E. 血清CRP

[答案] 2. C 3. C 4. B 5. D 6. D

二、急性肠梗阻

【自测摸底】

男,68 岁。阵发性腹痛 1 年,自觉有“气块”在腹中窜动,起初大便次数增加,近 3 个月腹胀、便秘,近 3 天无肛门排气、排便,呕吐物有粪便臭味,一直感乏力和低热。根据病史,考虑肠梗阻类型应为

A. 高位肠梗阻
B. 低位肠梗阻
C. 血运性肠梗阻
D. 高位不完全肠梗阻
E. 低位完全肠梗阻

【名师精讲】

(一)病因与分类

1. 病因

(1) 机械性因素(多见):①肠腔阻塞(粪块、大胆石、异物、寄生虫);②肠管受压(肠粘连、扭转、嵌顿性疝、腹腔内肿瘤);③肠壁病变(先天性肠道闭锁、肠壁肿瘤、炎性狭窄、肠系膜血管栓塞或血栓形成)。

(2) 动力性因素:急性腹膜炎、手术或毒素刺激、低血钾致肠管麻痹;神经刺激反射致肠管痉挛。

2. 分类

(1) 按肠壁有无血运障碍分类:单纯性、绞窄性(有血运障碍,肠壁失去活力)。

(2) 按梗阻部位分类:高位(空肠上段以上)、低位(回肠末段和结肠)。

(3) 按梗阻程度分类:完全性(肠腔完全不通,如肠扭转、结肠肿瘤等,又称为闭袢性肠梗阻)、不完全性。

(4) 按发展过程分类:急性(多见)、慢性(多为低位结肠梗阻)。

（二）临床表现和诊断

1. 临床表现

（1）腹痛：机械性肠梗阻为阵发性绞痛，伴有肠鸣；剧烈持续腹痛为绞窄性肠梗阻；麻痹性肠梗阻为胀痛。

（2）呕吐：早期为反射性呕吐，吐出物为食物或胃液，进食即吐；后期为反流性呕吐。高位梗阻吐出物为胃、十二指肠内容物，出现早；低位梗阻吐出物可为粪性，出现晚。麻痹性肠梗阻呈溢出性呕吐。

（3）腹胀：高位肠梗阻腹胀不明显；低位及麻痹性肠梗阻为全腹性腹胀。

（4）停止排便、排气。

（5）辅助检查：首选立位或侧卧位 X 线检查，肠梗阻发生 4~6 小时可见多个气液平面。

2. 诊断与鉴别诊断

（1）机械性肠梗阻与麻痹性肠梗阻的鉴别（表 1-8）。

表 1-8 机械性肠梗阻与麻痹性肠梗阻的鉴别

鉴别要点	机械性肠梗阻	麻痹性肠梗阻
病因	有器质性病变史	有肠系膜根部损伤、低钾、腹膜炎、腹部手术史
腹痛性质	阵发性绞痛	持续性胀痛，较轻
呕吐	明显	不明显
腹胀	除低位结肠梗阻外，可不明显	显著，全腹
肠鸣音	亢进	减弱、消失
X 线片	梗阻近端部分肠管胀气，有气液平面	大、小肠均完全扩张

（2）单纯性肠梗阻与绞窄性肠梗阻的鉴别（表1-9）。

表 1-9　单纯性肠梗阻与绞窄性肠梗阻的鉴别

鉴别要点	单纯性肠梗阻	绞窄性肠梗阻
全身状况	轻度脱水症	重病容，脱水明显
发病	渐起	急骤，易致休克
腹痛	阵发性，伴肠鸣	持续、剧烈
呕吐	高位频繁，胃肠减压后缓解	出现早、频繁，胃肠减压后不缓解
呕吐物	胃肠液	可为血性液体
触诊	无腹膜刺激征，可触及肿胀肠袢	有腹膜刺激征，无肿物可触及
肠鸣音	肠鸣音亢进，呈气过水声	不亢进，或消失
腹腔穿刺	阴性	可抽出血性液体
X 线片	有气液平面	有孤立、胀大的肠袢

（3）高位肠梗阻与低位肠梗阻的鉴别（表 1-10）。

表 1-10　高位肠梗阻与低位肠梗阻的鉴别

鉴别要点	高位肠梗阻	低位肠梗阻
梗阻部位	空肠上段	回肠、结肠
腹痛	中上腹	中下腹
呕吐	早，明显	晚，不明显
呕吐物	多为胃内容物，渐少	量不定，可为粪性物
腹胀	不明显	明显
X 线片	无明显气液平面	有多个阶梯状气液平面

（三）治疗

1. 基础疗法　①纠正水、电解质紊乱和酸碱失衡；②胃肠减压；③防治感染和中毒：应用抗肠道菌和厌氧菌的抗生素；④对症处理：给氧、解痉、营养支持等。止痛剂的应用则应遵循急腹症治疗的原则。

2. 解除梗阻

(1) 非手术治疗适应证：①单纯性粘连性肠梗阻；②麻痹性或痉挛性肠梗阻；③蛔虫或粪块引起的肠梗阻；④炎症性不完全性肠梗阻；⑤肠套叠早期。

(2) 非手术处理：同基础疗法。另可选用胃肠灌注生植物油驱虫、低压空气或钡剂灌肠使肠套叠复位。

3. 手术治疗 适用于各种绞窄性肠梗阻、肿瘤和先天性畸形引起的肠梗阻、非手术治疗无效者。

(1) 肠切除肠吻合术：适用于肠管肿瘤、炎性肠狭窄、肠壁坏死患者。判断肠管已无生机的指标：①肠壁呈黑色并塌陷，肠壁失去张力；②无蠕动，肠管扩大；③肠壁对刺激无收缩反应；④肠系膜终末小动脉无搏动。

(2) 短路手术：适用于肿瘤广泛浸润、肠粘连成团并与周围组织粘连者。

(3) 肠造口或肠外置术：适用于全身情况差，不允许做复杂手术者。

(4) 有腹腔内严重感染时（如绞窄性肠梗阻）应置引流管。

4. 常见肠梗阻的处理（表1-11）。

表1-11 常见肠梗阻的处理

种类	特点	治疗
粘连性肠梗阻	成人最常见	尽可能采用非手术治疗，但绞窄性肠梗阻须手术治疗
肠扭转	饱食后运动诱发，为绞窄性肠梗阻，钡剂灌肠可见鸟嘴形改变	早期及时手术

续表

种类	特点	治疗
肠蛔虫堵塞	多见于儿童,脐周阵发性腹痛和呕吐,腹部扪及可变形、变位的条索状团块	首选非手术疗法(驱虫药)
肠套叠	多见于2岁以下儿童,腹痛、血便和腹部肿块,X线片可见杯口状改变	早期空气灌肠复位

【名师助记】

患者出现痛(腹痛)、吐(呕吐)、胀(腹胀)、闭(停止排气、排便)表现时考虑为肠梗阻。检查首选立位腹部X线平片。机械性肠梗阻为阵发性绞痛,无腹胀,肠鸣音亢进;麻痹性肠梗阻为胀痛,腹胀明显,肠鸣音减弱;绞窄性肠梗阻有血运障碍,故出现持续性剧烈腹痛、休克,肠鸣音减弱或消失,有血性呕吐物或腹水;粘连性肠梗阻在成年人最常见,除血运障碍者外均先行非手术治疗。

【仿真自测】

1. 男,23岁。饱餐后剧烈运动时腹痛2小时,持续性疼痛阵发加剧,脐周伴腰背部痛,呕吐频繁,呕吐后症状无缓解。腹肌紧张,脐周有压痛及反跳痛,肠鸣音亢进,有气过水声。最可能的诊断是

A. 胃扭转　　B. 肠套叠

C. 小肠扭转　　D. 肠系膜血管栓塞

E. 急性出血性坏死性肠炎

[答案] 1. C

2. 单纯机械性肠梗阻腹痛最主要的特点是
   A. 持续性隐痛
   B. 持续性绞痛
   C. 持续性胀痛
   D. 间歇性隐痛
   E. 阵发性绞痛

3. 高位肠梗阻呕吐的特点是
   A. 出现迟，次数多
   B. 出现早，次数多
   C. 出现早，次数少
   D. 出现早，次数多，量多
   E. 出现迟，次数少，量多

4. 急性机械性肠梗阻引起的首要病理生理改变是
   A. 呼吸衰竭
   B. 感染
   C. 体液丧失
   D. 毒素中毒
   E. 休克

5. 男，67 岁。因脑出血后遗症长期卧床，近日出现腹胀、呕吐，近 2 日腹痛明显，无排便、排气。为明确诊断，禁忌使用的检查是
   A. 结肠镜
   B. 立位腹部 X 线平片
   C. 腹部 B 超
   D. 腹部 CT
   E. 全消化道钡剂造影

（6~7 题共用备选答案）
   A. 肠套叠
   B. 粘连性肠梗阻
   C. 小肠扭转
   D. 乙状结肠扭转
   E. 结肠癌致肠梗阻

6. 儿童肠梗阻最常见的原因是
7. 成人机械性肠梗阻最常见的是

［答案］2. E 3. B 4. C 5. E 6. A 7. B

三、结肠癌

【自测摸底】

升结肠癌的主要临床表现是

A. 血便　　B. 肠梗阻　　C. 腹痛

D. 便秘　　E. 贫血

【名师精讲】

（一）病因、病理、分型与转移

1. 病因　结肠癌的高危因素如下：

（1）过多的动物脂肪及动物蛋白饮食，缺乏新鲜蔬菜及纤维素食品，缺乏适度的体力活动。

（2）结肠腺瘤、绒毛状腺瘤患者，以及有遗传易感性（如家族性肠息肉病、溃疡性结肠炎等）者更易发生癌变。

（3）高危人群：粪便隐血试验阳性；一级亲属患结直肠癌；本人患有其他癌症；长期吸烟或肥胖者，特别是年龄大于 50 岁者；有以下症状中任意两项表现者：慢性腹泻、慢性便秘、黏液血便、慢性阑尾炎或阑尾切除史、慢性胆囊炎或胆囊切除史、长期精神压抑、有盆腔放疗史（"腹泻便秘黏血便，精神创伤阑尾炎"）。

2. 病理

（1）隆起型：多发于右半结肠，转移晚，预后好。

（2）浸润型：多发于左半结肠，常出现肠梗阻。

（3）溃疡型：是最常见的类型，多发于左半结肠。肿瘤中央深溃疡，周边不规则，易感染、出血，转移早。

3. 组织学分型

（1）腺癌：最常见，包括黏液腺癌和印戒细胞癌。

（2）黏液癌：预后较腺癌差。

（3）未分化癌：预后最差。

4. 转移

(1) 主要是直接浸润、淋巴转移;其次为血行转移、腹膜种植。

(2) 最常见的转移器官为肝,其次为肺、骨。

(二) 临床表现

1. 排便习惯与粪便性状改变(最早出现)。

2. 腹痛(隐痛或不适)。

3. 腹部肿块。

4. 肠梗阻(中晚期症状,左侧结肠癌多见)。

5. 全身症状(贫血、消瘦、乏力、低热)。

6. 右半结肠癌以全身症状、贫血、腹部肿块为主要表现;左半结肠癌则以肠梗阻、腹泻、便秘、便血为主要表现。

(三) 诊断

凡 40 岁以上的高危人群应行如下检查:

1. 粪便隐血试验可用于普查筛检或早期诊断。

2. 纤维结肠镜检是确诊首选的方法;超声内镜还可判断肿瘤浸润深度及周围淋巴结转移情况,有助于术前肿瘤分期。

3. X 线钡剂造影或气钡双重对比造影。

4. 超声、CT、MRI 及 CT 结肠成像检查有助于发现转移灶和肿瘤周围浸润情况。

5. 血清癌胚抗原(CEA)主要用于手术效果的判断及术后复发的监测。

(四) 治疗

结肠癌采用以手术切除为主的综合治疗。

术前准备:术前 3 天口服无渣流食;术前 12~24 小时服用复方聚乙二醇电解质散 2 000~3 000ml 等泻剂以清空肠道;术前 1 天服用甲硝唑 0.4g,3 次/d。

1. 根治性手术　切除范围除癌肿所在肠袢外,还应包括其肠系膜和区域淋巴结。

2. 姑息性手术 适用于伴有完全性肠梗阻、全身情况差,不允许做根治性手术者。

3. 内镜治疗 结肠腺瘤癌变和黏膜内的早期癌可以行内镜下黏膜切除或剥离。

【名师助记】

右半结肠癌以全身症状、贫血、腹部肿块为主要表现;左半结肠癌则以肠梗阻、腹泻、便秘、便血为主要表现。确诊首选结肠镜。

【仿真自测】

1. 降结肠癌最常见的临床表现是
   A. 恶心、呕吐　　B. 大量频繁腹泻
   C. 排便习惯改变　　D. 左腹部触及肿块
   E. 贫血、黏液水肿
2. 男,68岁。低热伴右侧腹痛不适半年。查体:贫血貌,右侧中腹部扪及6cm×4cm质硬肿块,可推动,压痛不明显。最可能的诊断是
   A. 肠结核　　B. 盲肠套叠
   C. 右肾肿瘤　　D. 升结肠癌
   E. 阑尾周围脓肿
3. 男,50岁。右下腹隐痛伴低热、贫血4个月。下消化道X线钡剂造影示回盲部充盈缺损,升结肠起始部肠腔狭窄。血CEA明显增高。下列手术治疗术式合理的是
   A. 右半结肠切除术　　B. 回肠造口术
   C. 局部切除　　D. 全结肠切除术
   E. 回肠、横结肠吻合术

[答案] 1. C 2. D 3. A

（4~5 题共用题干）

女，64 岁。进行性贫血、消瘦、乏力 6 个月，偶感右腹部隐痛，无腹泻。查体：右中腹部扪及肿块，肠鸣音活跃。

4. 下列各项检查可明确诊断的是

A. CEA B. CT
C. B 超 D. 纤维结肠镜
E. X 线钡剂造影

5. 如需手术治疗，术前准备最重要的是

A. 纠正营养 B. 肠道准备
C. 心理准备 D. 心肺功能检查
E. 肝肾功能检查

第六节 急性阑尾炎

【自测摸底】

女，60 岁。上腹胀痛伴恶心、呕吐 2 天，右下腹痛阵发加剧、腹胀半天。查体：T 38.3℃，P 120 次/min，BP 150/90mmHg。全腹压痛（+），右下腹明显，有肌紧张，肝浊音界存在，未闻及肠鸣音。实验室检查：WBC 13.0×10^9/L，N 0.88。右下腹穿刺抽出黄色混浊液体 3ml，镜检白细胞（++）。最可能的诊断是

A. 消化性溃疡穿孔并弥漫性腹膜炎
B. 绞窄性肠梗阻
C. 阑尾炎穿孔并弥漫性腹膜炎
D. 伤寒肠穿孔并弥漫性腹膜炎
E. 重症急性胰腺炎

［答案］4. D 5. B

【名师精讲】

（一）阑尾的解剖和生理

1. 最常见的阑尾位置为盲肠内侧，为回肠末端所盖，约占据 2/3。

2. 阑尾的体表投影点约在脐与右髂前上棘连线中外 1/3 交界处，称为麦氏点（压痛点、手术切口的标记点）。

3. 阑尾动脉系回结肠动脉无侧支的终末动脉，当血运障碍时，易致阑尾坏死。

4. 阑尾静脉与阑尾动脉伴行，最终回流入门静脉。当阑尾感染时，菌栓脱落可引起门静脉炎和细菌性肝脓肿。

5. 急性阑尾炎早期时，常表现为脐周牵涉痛，属内脏性疼痛。

6. 阑尾是一个淋巴器官，但阑尾的淋巴组织成年后逐渐减少，故切除成人的阑尾无损于机体的免疫功能。

7. 阑尾黏膜深部的嗜银细胞是产生阑尾类癌的组织学基础。

（二）病因和病理

1. 病因

（1）阑尾管腔阻塞：最常见的原因是淋巴滤泡明显增生或粪石、肿瘤等阻塞阑尾管腔。

（2）细菌（多为 G^- 杆菌及厌氧菌）感染。

（3）阑尾先天畸形。

2. 病理

（1）急性单纯性阑尾炎：病变局限于黏膜和黏膜下层。

（2）急性化脓性阑尾炎。

（3）急性坏疽性阑尾炎伴穿孔（穿孔部位常为阑

尾根部和尖端)。

(4) 阑尾周围脓肿。

(三)临床表现

1. 症状

(1) 腹痛:转移性右下腹痛为典型表现,进行性加重。

(2) 胃肠道反应:可有恶心、呕吐、腹泻。盆位阑尾炎,炎症刺激直肠、膀胱,可引起里急后重、排便疼痛。弥漫性腹膜炎可致麻痹性肠梗阻。

(3) 全身症状:炎症加重可有全身感染中毒症状。阑尾穿孔或门静脉炎可出现畏寒、高热或轻度黄疸。

2. 体征

(1) 压痛(为右下腹麦氏点):是阑尾炎最主要和典型的体征。

(2) 腹膜刺激征:提示阑尾炎加重,出现化脓、坏疽或穿孔。

(3) 右下腹包块:提示阑尾周围脓肿。

3. 辅助检查

(1) 结肠充气试验(Rovsing 征):右下腹痛为阳性。

(2) 腰大肌试验:阳性提示阑尾位置偏后。

(3) 闭孔内肌试验:阳性提示阑尾位置较低,靠近闭孔内肌。

(4) 直肠指检:直肠内触痛且有饱满感及波动感,提示阑尾位于盆腔或炎症已波及盆腔。

(5) 血常规:WBC 增高(不增高见于单纯性阑尾炎和老年人)。

(四)并发症

1. 腹腔脓肿 腹胀、压痛性包块及全身中毒症状。应穿刺或置管引流,可在治愈后 3 个月行阑尾切除术。

2. 内外瘘形成 造影可了解瘘管走行。

3. 门静脉炎 感染性血栓脱落，导致化脓性门静脉炎，发生感染性休克、脓毒症和细菌性肝脓肿。

（五）治疗

1. 手术治疗

（1）急性单纯性阑尾炎：阑尾切除术，切口一期缝合。

（2）急性化脓、坏疽性阑尾炎或穿孔性阑尾炎：早期阑尾炎行手术切除，形成脓肿，清除脓腔后关闭腹膜，切口置引流条。术中注意保护切口、冲洗切口。

（3）阑尾周围脓肿：阑尾脓肿尚未穿孔时，可切除阑尾。若脓肿局限于右下腹，病情平稳，可暂不切除，抗生素治疗，全身支持。如无局限趋势，应行切开引流术。

2. 非手术治疗 仅适用于早期单纯性阑尾炎以及伴其他严重器质性疾病而有手术禁忌证者。

（六）手术并发症

1. 切口感染（最常见） 术后 2~3 天出现。表现为切口胀痛或跳痛，局部红肿、压痛等。先试行穿刺抽脓，有脓则拆线引流、换药。

2. 出血（腹腔穿刺为血性） 再次紧急手术。

3. 粘连性肠梗阻 先行非手术治疗，严重时手术。

4. 阑尾残株炎（残端超过 1cm 时可发生） 表现为阑尾炎症状，一般行钡剂造影检查以明确诊断，症状较重者应再次行手术切除。

5. 粪瘘 非手术治疗可自愈。

（七）特殊类型阑尾炎

阑尾炎的特殊类型及其临床表现和治疗见表 1-12。

表 1-12 特殊类型阑尾炎

类型	临床表现及处理原则
儿童急性阑尾炎	发展快而重，早期即出现高热、呕吐，右下腹体征不明显、不典型，但有局部压痛和肌紧张，穿孔率较高，并发症和死亡率较高。 早期手术，使用广谱抗生素，若穿孔则引流
妊娠期急性阑尾炎	疼痛和压痛点不典型(上移)，压痛、肌紧张、反跳痛不明显，腹膜炎不易局限。易导致流产和早产。 早期切除，加用黄体酮，手术切口应偏高，不引流。临产期剖宫产同时切除阑尾
老年人急性阑尾炎	压痛和肌紧张不明显，体温、WBC 升高不明显，临床表现轻而病理改变重，易导致阑尾缺血坏死。 及早手术
慢性阑尾炎	有急性阑尾炎发作史；右下腹疼痛反复发作；剧烈运动及饮食不当诱发；麦氏点压痛；钡剂灌肠阑尾不显影或显影不全，阑尾腔不规则，72 小时后阑尾腔内仍有钡剂残留。 尽早手术

【名师助记】

典型的转移性右下腹痛、麦氏点固定压痛、实验室检查白细胞升高是诊断的关键。手术治疗为首选。

【仿真自测】

1. 男,35 岁。因急性阑尾炎行切除术,术后 1 天出现烦躁、剧烈腹痛。心率 112 次/min,血压 90/60mmHg,腹胀,全腹压痛,肠鸣音弱。为除外腹腔内出血,首要的检查是
   A. 立位腹平片　　B. 腹腔穿刺
   C. MRI　　D. CT
   E. B 超
2. 下列关于阑尾炎的叙述不正确的是
   A. 阑尾动脉是终末动脉
   B. 阑尾组织中有丰富的淋巴滤泡
   C. 阑尾炎发作时的脐周痛属于内脏性疼痛
   D. 成人切除阑尾将损害机体的免疫功能
   E. 阑尾深部黏膜有嗜银细胞,与类癌发生有关
3. 老年人阑尾炎的临床特点是
   A. 阑尾容易缺血、坏死
   B. 腹痛、恶心明显
   C. 常有寒战、高热
   D. 右下腹压痛明显
   E. 显著腹肌紧张
4. 急性阑尾炎体征中最有诊断意义的是
   A. 腹肌紧张
   B. 转移性腹痛和右下腹压痛
   C. 右腹部 Murphy 征阳性
   D. 腰大肌试验阳性
   E. 闭孔内肌试验阳性

[答案] 1. B　2. D　3. A　4. B

5. 男,33 岁。急性坏疽性阑尾炎手术后 4 天,现尿频、尿急、大便次数增多、里急后重、发热。其最可能的并发症是

   A. 急性肾盂肾炎　　B. 盆腔脓肿
   C. 肛周脓肿　　D. 阑尾残株炎
   E. 急性膀胱炎

6. 转移性腹痛最常见的疾病是

   A. 急性肠穿孔　　B. 急性阑尾炎
   C. 急性胃炎　　D. 急性胰腺炎
   E. 急性胆囊炎

（7~9 题共用题干）

男,38 岁。右下腹持续疼痛 4 天,伴恶心、呕吐,呕出物为胃内容物。体温 38.4℃,右下腹可触及 4.5cm×5.0cm 大小肿块,触痛明显。

7. 最可能的诊断是

   A. 粪块所致肠梗阻　　B. 盲肠肿瘤
   C. 急性化脓性阑尾炎　　D. 阑尾周围脓肿
   E. 盲肠扭转

8. 此时最合适的处理是

   A. 急诊行阑尾切除术
   B. 急诊手术脓肿引流
   C. 肠道准备后行右半结肠切除术
   D. X 线钡剂灌肠
   E. 暂不手术,保守治疗

9. 如果急诊手术,最合适的手术方式是

   A. 脓肿引流　　B. 切除肿块
   C. 常规切除阑尾　　D. 右半结肠切除
   E. 一期肠胃吻合

[答案] 5. B　6. B　7. D　8. E　9. A

第七节　直肠、肛管疾病

一、肛裂

【自测摸底】

不宜行直肠指检的疾病是

A. 肛裂　　B. 肛窦炎

C. 内痔　　D. 肛瘘

E. 肛周脓肿

【名师精讲】

肛裂:齿状线以下肛管皮肤层裂伤后的小溃疡,与肛管纵轴平行,多数位于后正中线。

（一）临床表现

1. 疼痛(周期性)　排便时烧灼样或刀割样疼痛,数分钟后缓解,继而肛管括约肌收缩痉挛,可持续半小时到数小时,之后再缓解。

2. 便秘　因惧怕疼痛不敢排便,加重便秘。

3. 出血　便后可有少量出血,多为鲜红色。

（二）诊断

肛裂三联征(可确诊):肛裂、前哨痔、齿状线上乳头肥大。

（三）治疗

早期可用 1∶5 000 高锰酸钾温水坐浴或通便改善。局部用普鲁卡因麻醉,侧卧位,用手指扩张肛管。对于经久不愈的肛裂可采用手术治疗。

【名师助记】

肛裂三大表现——疼痛、便秘、出血。

肛裂三联征——肛裂、前哨痔、乳头肥大。

【仿真自测】

1. 肛裂三联征是指
   A. 内痔、外痔、肛裂
   B. 肛裂、内痔、前哨痔
   C. 内痔、外痔、前哨痔
   D. 肛裂、前哨痔、外痔
   E. 肛裂、前哨痔、齿状线上乳头肥大
2. 关于肛裂患者肛门疼痛特点的描述正确的是
   A. 疼痛多为隐痛
   B. 排便前出现括约肌挛缩痛
   C. 排便后出现肛门隐痛，可延续数小时
   D. 排便时与排便后疼痛之间有间歇期
   E. 疼痛无规律

二、直肠肛管周围脓肿

【自测摸底】

直肠肛管周围脓肿最常见的发病部位是
   A. 骨盆直肠间隙　　B. 肛门周围皮下
   C. 肛管括约肌间隙　　D. 坐骨肛管间隙
   E. 直肠壁内

【名师精讲】

直肠肛管周围脓肿是指直肠肛管组织内或其周围间隙内的急性化脓性感染发展形成的脓肿。

（一）诊断

几种直肠肛管周围脓肿的鉴别见表1-13。

[答案] 1. E　2. D

表 1-13　几种直肠肛管周围脓肿的鉴别

鉴别要点	疼痛特点	其他表现
肛门周围脓肿(最常见)	肛周持续性、跳动性疼痛，排便、受压及咳嗽时疼痛加重。常位于肛门后方或侧方	全身感染症状不明显。局部体征为病变处明显红肿，有硬结和压痛，脓肿形成有波动感，穿刺出脓液可确诊
坐骨肛管间隙脓肿	持续性胀痛，逐渐加重，继而为持续性跳痛	全身感染症状明显。局部体征为肛门患侧红肿，双臀不对称；直肠指检患侧有压痛性包块，甚至有波动感
骨盆直肠间隙脓肿	不明显	全身感染症状非常明显而局部症状不显著，可伴排尿困难

（二）治疗

1. 非手术治疗　联合应用抗生素、温水坐浴、局部理疗、控制炎症，口服缓泻剂以减轻患者排便时的疼痛。

2. 手术治疗　诊断一旦明确，脓肿形成有波动感，需手术切开引流。引流要充分、通畅。

【名师助记】

肛门周围脓肿最常见，表现为肛周跳痛，有波动感，全身症状轻微，待波动形成后彻底切开引流。坐骨肛管间隙脓肿局部有胀痛、深压痛，伴全身症状。骨盆直肠间隙脓肿的全身症状重，局部症状轻。

【仿真自测】

1. 女,30 岁。肛门周围胀痛,伴畏寒、发热 3 天。检查:肛门周围皮肤发红,压痛明显。最可能的诊断是
   A. 肛门旁皮下脓肿　　B. 肛瘘炎
   C. 混合痔　　D. 内痔
   E. 肛瘘
2. 下列关于肛门周围脓肿的描述错误的是
   A. 肛周皮下脓肿最常见
   B. 全身感染性症状明显
   C. 主要症状为肛周持续性、跳动性疼痛
   D. 脓肿形成可有波动感
   E. 病变处明显红肿,有硬结和压痛

三、肛瘘

【自测摸底】

肛门指检触及黏膜处条索状肿物,质地稍硬、固定,最有可能是

A. 肛裂　　B. 内痔　　C. 直肠息肉
D. 肛瘘　　E. 直肠癌

【名师精讲】

肛瘘内口位于齿状线附近,多为一个;外口位于肛周皮肤上,可为一个或多个。

(一)临床表现

1. 外口流出少量脓性、血性、黏液性分泌物。
2. 内口常位于齿状线附近。瘘管造影发现有窦道存在可作出诊断。
3. 有粪便和气体排出(高位肛瘘)。
4. 自外口向肛门方向可触及条索状瘘管(低位

[答案] 1. A　2. B

肛瘘）。

5. 于肛门中央画一横线，外口在线后方者，瘘管常呈弯型，内口多在后正中线处；若外口在线前方，则瘘管多为直型，内口在附近肛窦上。

（二）治疗

肛瘘不能自愈，必须手术治疗。将瘘管切开，形成完全敞开的创面，促使愈合。

【名师助记】

肛周可触及条索状瘘管或有分泌物、粪便从肛周瘘口排出，可作出诊断。瘘管切开治疗。

【仿真自测】

男，32岁。反复发作肛门胀痛伴畏寒、发热2个月。症状逐渐加重，排尿不适，肛门旁出现局部红肿、疼痛，继之破溃流出脓液。确保疗效的关键步骤是

A. 瘘管切开，形成敞开的创面
B. 抗感染治疗后手术
C. 首先充分扩肛
D. 明确破溃外口和内口的位置
E. 1∶5 000 高锰酸钾溶液坐浴

四、痔

【自测摸底】

男，7岁。便血10天，大便时见粪便表面附有鲜血，有时在大便后有鲜血滴出，无腹痛，大便次数正常，粪便形状正常。首先考虑的诊断是

A. 肛裂　B. 内痔　C. 直肠脱垂
D. 肛窦炎　E. 直肠息肉

［答案］A

【名师精讲】

肛垫的支持结构、静脉丛及动静脉吻合支发生病理性改变或移位为内痔。齿状线远侧皮下静脉丛的病理性扩张或血栓形成为外痔。

（一）分型及临床表现

痔的分型及临床特点见表 1-14。

表 1-14 痔的分型及临床特点

类型	主要临床症状	特点
内痔	出血（无痛性间歇性）和脱出。好发部位为截石位 3、7、11 点处	Ⅰ度：便时出血，便后可自行停止，无痔脱出 Ⅱ度：有便血，排便脱出，可自还纳 Ⅲ度：偶有便血，脱出需手还纳 Ⅳ度：偶有便血，脱出不能还纳
外痔	肛门不适，潮湿不洁，有时有瘙痒	血栓形成及皮下血肿有剧痛，多呈现暗红色条索样外观，最常见于血栓性外痔
混合痔	内痔和外痔的症状同时存在	混合痔逐渐加重，呈环状脱出肛门外，称环状痔
嵌顿性痔或绞窄性痔为脱出痔块被痉挛的括约肌嵌顿，以致水肿、淤血甚至坏死		

（二）治疗

1. 无症状的痔无须治疗。
2. 有症状的痔重在减轻或消除症状而非根治。
3. 以保守治疗为主。

【名师助记】

无痛性出血伴脱出考虑为内痔。肛周触痛明显的暗红色条索，多见于血栓性外痔。

【仿真自测】

1. 内痔最常见的早期症状是
   A. 肛门疼痛　B. 大便时滴血
   C. 痔核脱出　D. 黏液血便
   E. 肛门周围红肿
2. 女,35 岁。便血并有排便不尽感半个月就诊,既往有内痔病史。首选的检查方法是
   A. 直肠镜检　B. 直肠指检
   C. 结肠镜检　D. 钡剂灌肠检查
   E. 粪便隐血试验
3. 女,38 岁。便血 2 年,初为排便后有少量鲜血滴出,无痛,便后出血自行停止,近半年偶有块状物自肛门脱出,便后自行回缩。最可能的诊断是
   A. 内痔　B. 外痔
   C. 混合痔　D. 直肠癌
   E. 直肠脱垂

五、直肠癌

【自测摸底】

肛门指检触及不规则肿块,质硬,固定,最可能是
A. 肛裂　B. 内痔　C. 直肠息肉
D. 肛瘘　E. 直肠癌

【名师精讲】

（一）临床表现

直肠癌早期无明显症状。后期症状有:

1. 直肠刺激症状　排便习惯改变,肛门下坠感,里急后重。

［答案］1. B　2. B　3. A

2. 肠壁狭窄症状　开始时大便变形、变细，后期有腹痛、腹胀等不完全性肠梗阻症状。

3. 癌肿破溃感染症状　大便表面带血或黏液，甚至脓血便。便血是最常见的症状。

4. 全身及转移症状。

（二）诊断

1. 粪便隐血试验　普查及初筛手段。

2. 直肠指检　简单而最重要的检查方法，门诊首选。我国直肠癌约 75% 以上为低位直肠癌，直肠指检可触及包块或有指套染血。

3. 内镜检查　可取活组织进行病理检查。

4. 影像学检查

（1）钡剂灌肠检查：排除结、直肠多发癌和息肉病。

（2）B 超：检测癌肿浸润肠壁的深度及有无邻近脏器侵犯。

（3）MRI：显示肿瘤在肠壁内的浸润深度。

（4）CT：了解盆腔内扩散情况

5. 肿瘤标志物　CEA 主要用于预测直肠癌的预后和监测复发。

（三）治疗

1. 根治性手术　是治疗直肠癌的主要方法。直肠癌切除的范围为包括癌肿在内的两端足够的肠段（低位直肠癌的下切缘应距肿瘤边缘 2cm），全部直肠系膜或至少包括癌肿下缘下 5cm 的直肠系膜、周围淋巴结及受浸润的组织。直肠癌的主要手术方法见表 1-15。

表 1-15　直肠癌的主要手术方法

手术方法	适应证及特点
腹会阴联合直肠癌根治术(Miles 手术)	距肛门 5cm 以内(腹膜反折以下)的直肠癌。无法保肛
经腹腔直肠癌切除术(Dixon 手术)	腹膜反折以上的直肠癌。癌肿距齿状线 5cm 以上,远端切缘距癌肿下缘 2cm 以上。可保留肛门。当前应用最多
经腹直肠癌切除、近端造口、远端封闭术(Hartmann 手术)	一般情况差,不能行 Miles 手术或急性梗阻不宜行 Dixon 手术者
局部切除术	早期瘤体小(小于 2cm)、局限于黏膜或黏膜下层、分化程度高的直肠癌

2. 综合治疗

(1) 术前放化疗能使肿瘤体积缩小,提高手术切除率及降低局部复发率。

(2) 术后放疗仅适用于晚期患者或手术未达到根治或术后局部复发的患者。

(3) 化疗推荐在Ⅲ、Ⅳ期直肠癌患者中使用,以氟尿嘧啶(5-FU)为基础用药。

(4) 电灼烧、冷冻、热疗凝固主要用于低位肠腔梗阻癌肿不能切除者。

【名师助记】

高龄患者出现排便习惯和排便性状改变表现,合并有便血甚至消瘦者,考虑有直肠癌可能。直肠指检为首诊检查,粪便隐血试验为筛查手段,确诊依靠内镜病理检查。CEA 并非是确诊的必备,主要用于直肠癌预后的判断和复发的监测。治疗主要依靠手术。

【仿真自测】

1. 男,68岁。排便习惯改变3个月,便中带血1周。查体:浅表淋巴结未触及肿大,腹平软,未触及包块,移动性浊音(-),肠鸣音正常。直肠指检:直肠前壁距肛缘4cm有菜花状肿物,达直肠1/4周径,肿物直径2cm。指套染血。可明确诊断及治疗方式的最佳辅助检查是
   A. 腹部MRI　B. 腹部CT　C. 腹部B超
   D. 直肠镜　E. 结肠镜
2. 用于大规模筛查直肠癌的检查方法是
   A. 血CEA检测　B. 直肠镜　C. 直肠指检
   D. B超　E. 粪便隐血试验
3. 男,46岁。因直肠癌入院。癌肿距离肛缘5cm,大小为2cm×1cm。拟行手术治疗,患者强烈要求保留肛门。该患者适合保肛的病理依据是
   A. 癌肿周围淋巴结状况
   B. 癌肿浸润肠壁的深度
   C. 癌肿是否侵及泌尿系统
   D. 癌肿向下的纵向浸润范围
   E. 癌肿组织学分类

第八节 消化道大出血

一、上消化道出血

【自测摸底】

上消化道大出血最常见的病因是
   A. 门静脉高压症　B. 胃癌
   C. 胃淋巴瘤　D. 胆道出血
   E. 消化性溃疡

[答案] 1. E　2. E　3. D

【名师精讲】

上消化道出血是指屈氏韧带(Treitz 韧带)以近的消化道出血,常表现为急性大量出血。

(一) 病因

1. 胃、十二指肠溃疡 是最常见的原因,位于十二指肠球部后壁或胃小弯。

2. 门静脉高压症 食管-胃底静脉曲张致黏膜变薄,易被粗糙食物损伤或反流胃液腐蚀导致出血。

3. 出血性胃炎 药物、严重烧伤(Curling 溃疡)、严重脑外伤(Cushing 溃疡)致胃黏膜糜烂。

4. 胃癌 癌组织缺血坏死,侵蚀血管而引起大出血。

5. 上消化道邻近器官或组织疾病。

6. 全身性疾病。

(二) 临床表现

1. 呕血与黑便(特征性表现)

(1) 出血位于食管,出血量多,在胃内停留时间短,则出血呈鲜红色或混有血凝块,或呈暗红色;胃内血量在 250~300ml 可引起呕血。当出血在胃内停留时间长或量较少时,则因血红蛋白与胃酸作用形成酸化正铁血红蛋白,呕吐物可呈咖啡渣样或棕褐色。

(2) 黑便呈柏油样。出血>5~10ml 则粪便隐血试验阳性。50~100ml 的出血量表现为黑便。

2. 失血性周围循环衰竭 ①出血量达血容量的 10%~15%,患者除有畏寒、头晕外,多无血压、脉搏变化;②出血量达血容量的 20% 以上,患者有冷汗、心慌、脉搏增快、四肢厥冷;③出血量达血容量的 30% 以上,患者出现血压下降、脉搏微弱、呼吸急促、休克。

3. 贫血和血象变化 急性出血患者为正细胞正色素性贫血;慢性失血则呈小细胞低色素性贫血。

4. 发热 24 小时内出现低热,持续 3~5 天后降至正常。

5. 氮质血症 出血后24~48达到高峰。

（三）辅助检查及诊断

1. 急性大出血严重程度的估计 最有价值的指标是血容量减少所导致的周围循环衰竭，血压和心率是关键指标。如果患者由平卧位变为坐位时出现血压下降（下降大于15~20mmHg）、心率加快（上升大于10次/min），提示血容量明显不足。如心率大于120次/min、收缩压低于90mmHg，伴有面色苍白、烦躁不安或神志不清、四肢湿冷，则已进入休克状态，须积极抢救。

2. 出血是否停止的判断 肠道积血需经3天左右才能排尽，故不能以黑便作为继续出血的指标。临床上出现以下情况应考虑再出血或继续出血：①反复呕血，或黑便次数增多、粪质稀薄，伴有肠鸣音亢进；②血红蛋白浓度、血细胞比容与红细胞计数继续下降，网织红细胞计数持续升高；③周围循环衰竭经充分补液、输血而未见明显改善，或虽暂时好转而又恶化；④补液与尿量足够的情况下，血尿素氮再次或持续升高。

3. 出血病因的诊断

（1）病史及临床表现：①慢性、周期性、节律性上腹痛——消化性溃疡；②服用非甾体抗炎药、应激——急性糜烂出血性胃炎；③病毒性肝炎、血吸虫病或酗酒病史，并有肝病与门静脉高压——食管-胃底静脉曲张破裂；④中年以上，近期出现上腹痛，伴有消瘦、厌食——胃癌。

（2）胃镜检查：是上消化道出血的首选检查。在出血后24~48小时内进行检查称为急诊胃镜检查。胃镜下既可诊断，也可行镜下止血治疗。在急诊胃镜检查前需要先纠正休克、补充血容量、改善贫血。如有大量活动性出血，可以先插胃管抽吸胃内积血，并用生理盐水灌洗，以免积血影响观察。

（3）X线钡剂检查：急性大出血时不宜行钡剂检

查，主要适用于有胃镜检查禁忌或不愿进行胃镜检查者，但对经胃镜检查出血原因未明，怀疑病变在十二指肠降段以下小肠段者有特殊诊断价值。应在出血停止后36~48小时进行。

（4）手术探查：各种检查不能明确出血灶、持续大出血危及生命者可行手术探查。

（四）治疗

治疗原则：首先进行输血、止血、补液等初步处理，以争取时间明确病因。

1. 通畅呼吸道、吸氧，活动期禁食。

2. 积极补充平衡液或全血。输血指征：改变体位时出现晕厥，血压下降，心率加快；Hb低于70g/L，或血细胞比容低于25%；失血性休克。

3. 止血措施

（1）食管胃底静脉曲张破裂出血

1）生长抑素（最常用）或血管升压素/垂体后叶素（含有等量的加压素和缩宫素）+硝酸甘油。

2）内镜止血：是治疗的首要措施。若患者出现大出血，则先进行药物治疗（必要时加气囊压迫），待大出血基本控制或出血量在中等以下、患者基本情况稳定后可进行急诊内镜检查，并同时进行内镜治疗。并发症主要有局部溃疡、瘢痕狭窄、出血、穿孔等。

3）气囊压迫止血：进入胃腔后先抽出胃内积血，然后注气压迫食管胃底曲张静脉。持续压迫时间最长不应超过24小时，仅用于药物不能控制出血时作为暂时止血用，以赢得时间去准备其他更有效的治疗措施。

4）经颈静脉肝内门体静脉分流术：适用于准备做肝移植的患者。

5）急诊外科手术：并发症多、死亡率高，因此应尽量避免。但在大量出血、上述方法治疗无效时只能进行外科手术。

（2）消化性溃疡出血

1）抑制胃酸药物：首选质子泵抑制剂。

2）内镜治疗。

3）手术治疗：对任何内科治疗无效的急性上消化道大出血患者均应剖腹探查、手术止血。胃、十二指肠溃疡大出血首选胃大部切除。门静脉高压症患者肝功能好，应积极手术治疗（贲门周围血管离断术）。

【名师助记】

上消化道出血多以呕血、黑便为常见表现。先评估是否发生循环衰竭，若出现则积极扩容抗休克；若无则首选内镜检查并治疗。治疗药物以质子泵抑制剂（急性胃炎、胃溃疡）、生长抑素（肝硬化食管-胃底静脉曲张破裂）为主。

【仿真自测】

1. 上消化道出血的特征性表现是
   A. 贫血　B. 发热
   C. 氮质血症　D. 呕血与黑便
   E. 失血性周围循环衰竭
2. 上消化道出血时，为寻找出血的病因，首选的检查方法是
   A. 胃镜检查　B. 胃液分析
   C. 上消化道钡剂造影　D. 粪便隐血试验
   E. 选择性动脉造影
3. 关于上消化道出血的定义，正确的是
   A. 贲门以上部位出血
   B. 幽门以上部位出血
   C. 空肠以上部位出血
   D. Treitz 韧带以上部位出血
   E. 十二指肠乳头水平以上部位出血

［答案］1. D　2. A　3. D

4. 引起上消化道出血最常见的原因是
   A. 胃、十二指肠溃疡 B. 出血性胃炎
   C. 胆道出血 D. 肝硬化
   E. 胃癌
5. 成人出现粪便隐血试验阳性时，消化道出血量至少大于
   A. 5ml B. 6ml C. 8ml
   D. 9ml E. 10ml
6. 男，56岁。反复上腹痛10年余，加重3个月，伴乏力。查体：结膜苍白，上腹部轻压痛。下列检查中，对明确诊断及指导治疗最有价值的是
   A. 腹部CT B. 胃镜及活检
   C. 腹部B超 D. 血清肿瘤标志物
   E. 上消化道X线钡剂造影
7. 男，66岁。食用坚果后突发呕血4小时，伴心悸、胸闷、气短。既往有慢性乙型肝炎病史20年，冠心病病史8年。查体：BP 90/50mmHg，HR 110次/min，心律不齐，期前收缩10次/min。最适合的治疗药物是
   A. 西咪替丁 B. 硝酸甘油
   C. 普萘洛尔 D. 血管升压素
   E. 生长抑素
8. 男，51岁。进食硬食物后呕鲜血500ml。查体：BP 70/48mmHg，胸前区可见蜘蛛痣，肝肋下未触及，脾肋下3cm。目前应立即采取的措施是
   A. 手术治疗
   B. 液体复苏，抗休克治疗
   C. 内镜治疗
   D. 静脉注射氨甲环酸
   E. 注射H_2受体拮抗剂

[答案] 4. A 5. A 6. B 7. E 8. B

9. 男,65 岁。大量呕血、黑便 1 天。既往有胃溃疡病史 20 年,曾有多次出血史。查体:P 126 次/min,BP 86/50mmHg,神情紧张,烦躁,手足湿冷,腹软,上腹部压痛(+),肠鸣音亢进。血常规:Hb 90g/L,血细胞比容 0.3。心电图示窦性心动过速。目前首选的重要治疗措施是
   A. 输注浓缩红细胞
   B. 立即静脉注射止血药物
   C. 立即静脉滴注垂体后叶素
   D. 冰盐水 200ml+去甲肾上腺素 8mg 胃内灌注
   E. 快速静脉滴注平衡盐溶液
10. 男,35 岁。呕血并黑便 3 小时。既往有十二指肠溃疡病史 5 年。目前不宜选择的检查是
   A. 凝血功能　　B. 肝功能
   C. 胃镜　　D. 腹部 B 超
   E. 上消化道 X 线钡剂造影

(11~12 题共用题干)

男,70 岁。饮酒 1 小时后呕咖啡样物 100ml,后排黑便 100g。既往体健。查体:P 110 次/min,BP 90/50mmHg。

11. 首选的治疗药物是
   A. 多巴胺　　B. 硫酸铝　　C. 氨甲苯酸
   D. 纳洛酮　　E. 奥美拉唑
12. 对诊断及治疗最有意义的检查是
   A. 胃镜
   B. 腹部 X 线平片
   C. 上消化道 X 线钡剂造影
   D. 腹部 B 超
   E. 腹部 CT

[答案] 9. E　10. E　11. E　12. A

二、下消化道出血

【自测摸底】

男,29 岁。排便时肛门剧痛 1 周。有鲜血滴入便池,排便后肛门疼痛加重。首先考虑的诊断是

A. 直肠脱垂　　B. 肛裂
C. 肛窦炎　　D. 直肠息肉
E. 内痔

【名师精讲】

（一）病因

下消化道出血最常见的病因为结肠癌和结肠息肉。

1. 肠道原发疾病　①肠道肿瘤;②肠道炎性病变;③肠道血管病变:血管畸形、肠静脉曲张;④肠壁结构性病变:如憩室、肠气囊肿病、肠套叠等;⑤肛门病变:痔和肛裂。

2. 全身疾病累及肠道　白血病、系统性红斑狼疮等。

不明原因性出血:常规内镜不能明确出血来源的持续或反复消化道出血,多为梅克尔(Meckel)憩室、小肠肿瘤和血管病变。

（二）临床表现

1. 便血　鲜血便或暗红色大便,不伴呕血。

2. 周围循环衰竭。

3. 血液学改变　输液后导致血液被稀释,血细胞比容及血红蛋白逐渐降低。

4. 大量出血可引起发热,近段小肠出血可出现氮质血症等表现。

（三）进一步检查

1. 胃镜检查　常规做胃镜以除外上消化道出血。

2. 结肠镜检查　诊断结肠及回肠末段病变的首选检查。

3. X 线钡剂造影　多用于诊断结肠、回盲部及阑

尾病变,一般主张进行气钡双重造影。

4. 放射性核素扫描或选择性腹部血管造影　必须在活动性出血时进行。

5. 胶囊内镜或小肠镜检查　小肠镜可直接观察十二指肠远端及空肠和回肠出血病变。

6. 手术探查　各种检查不能明确出血灶,而持续大出血危及患者生命时,必须手术探查。

(四)治疗

1. 一般急救措施及补充血容量。

2. 止血治疗

(1) 凝血酶保留灌肠:有时对左半结肠出血有效。

(2) 内镜下止血:急诊结肠镜检查如能发现出血灶,可以试行内镜下止血。

(3) 血管活性药物:静脉滴注血管升压素、生长抑素。

(4) 动脉栓塞治疗。

(5) 紧急手术治疗。

【名师助记】

下消化道出血较少单独考查,结合前述肠道疾病具体病症进行区分即可。

第九节　腹　膜　炎

一、继发性腹膜炎

【自测摸底】

男,43 岁。肝炎肝硬化病史 15 年,反复少尿、腹胀 1 年,腹痛伴低热 1 周。腹水常规:比重 1.020,蛋白质 35g/L,细胞总数 $1\,000\times10^6$/L。最可能的诊断是

A. 自发性腹膜炎　　B. 结核性腹膜炎

C. 原发性肝癌　　D. 肝肾综合征

E. 门静脉血栓形成

【名师精讲】

（一）病因及致病菌

继发性腹膜炎是最常见的腹膜炎。其病因主要是腹腔内空腔脏器穿孔、外伤引起的腹壁或内脏破裂。致病菌以大肠埃希菌最多见，其次为厌氧菌，一般都是混合性感染（因此毒性较强）。

（二）临床表现和诊断

1. 症状

（1）持续性腹痛：是最主要的临床表现，原发部位更显著。

（2）恶心、呕吐：呕吐物常为胃内容物。

（3）体温、脉搏：变化与病情轻重有关。如果脉搏快而体温下降，则提示病情恶化。

（4）感染中毒症状。

2. 体征

（1）腹胀，腹式呼吸减弱甚至消失。

（2）标志性体征为腹部压痛、反跳痛和腹肌紧张。

（3）腹胀加重是病情恶化的一项重要标志（严禁诊断性穿刺）。

（4）胃、十二指肠穿孔时，肝浊音界缩小或消失。

（5）腹腔内积液较多时移动性浊音阳性，肠鸣音减弱或完全消失表示腹腔内炎症加重。

（6）盆腔已有感染或形成盆腔脓肿时，直肠指检有直肠子宫陷凹饱满和触痛。

3. 辅助检查　实验室检查白细胞计数及中性粒细胞分类升高。

（三）治疗

1. 非手术治疗

（1）适应证：①病情较轻者；②病程较长，超过 24

小时，且腹部体征已减轻或有减轻趋势者；③伴有严重心、肺等脏器疾病不能耐受手术者。

（2）体位：取半卧位。休克患者取平卧位或头、躯干和下肢各抬高约20°的体位。

（3）禁食、水，胃肠减压。

（4）纠正水、电解质紊乱。

（5）给予抗生素。

（6）补充热量和营养支持。

（7）镇静、止痛、吸氧：诊断不清者，禁用止痛剂，以免掩盖病情。

2. 手术治疗

（1）适应证：①非手术治疗6~8小时后（一般不超过12小时）不缓解甚至加重；②腹腔内原发病严重，如消化道穿孔、胆囊坏疽、绞窄性肠梗阻等；③腹腔内炎症较重，大量积液，出现严重的肠麻痹或中毒症状，尤其是有休克表现；④腹膜炎病因不明确，且无局限的趋势。

（2）积极处理原发病灶。

（3）大量生理盐水反复冲洗，关腹前不在腹腔内应用抗生素，避免粘连。

（4）充分引流。引流管的放置指征：①坏死病灶未能彻底清除，或有大量坏死组织无法清除；②预防胃肠道穿孔修补等术后发生渗漏；③手术部位有较多渗液或渗血；④已形成局限性脓肿。

（5）术后继续禁食、胃肠减压、补液、应用抗生素和营养支持治疗，保证引流管通畅。

【名师助记】

腹膜刺激征的主要表现为腹部压痛、反跳痛、腹壁肌紧张，这是腹膜炎最特异的体征。症状轻微、病变局限者采用非手术治疗，禁食水、胃肠减压及对症治疗；症状持续加重者采用手术治疗。

【仿真自测】

1. 继发性腹膜炎最常见的病原菌是
   A. 链球菌　　B. 厌氧菌
   C. 大肠埃希菌　　D. 变形杆菌
   E. 葡萄球菌
2. 在急性腹膜炎的情况下，下列哪一种原因最常引起早期发热
   A. 代谢性酸中毒
   B. 结肠破裂早期
   C. 实质性脏器破裂
   D. 胃、十二指肠溃疡穿孔
   E. 急性阑尾炎、胆囊炎穿孔
3. 急性弥漫性化脓性腹膜炎手术治疗的步骤不包括
   A. 寻找引起腹膜炎的原发灶
   B. 术后一般放置腹腔引流
   C. 根据病变脏器的部位确定手术切口
   D. 用生理盐水冲洗腹腔至清洁
   E. 关腹前均在腹腔内用抗生素控制感染

二、结核性腹膜炎

【自测摸底】

结核性腹膜炎最常见的并发症是
A. 肠出血　　B. 肠穿孔
C. 腹腔脓肿　　D. 中毒性休克
E. 肠梗阻

［答案］1. C　2. E　3. E

【名师精讲】

（一）病因和发病机制

结核性腹膜炎多为肠系膜、输卵管、肠结核直接蔓延所致，少数病例由血行播散引起。

（二）病理

1. 渗出型 腹膜充血、水肿，表面覆有纤维蛋白渗出物，可有腹水，呈草黄色，有时可为淡血性，偶见乳糜性腹水。

2. 粘连型 有大量纤维组织增生，腹膜、肠系膜明显增厚，组织相互粘连，肠管常因受到压迫与束缚而发生肠梗阻。

3. 干酪型 以干酪样坏死病变为主，多由渗出型或粘连型进展而来，是本病的重型，并发症常见。

（三）临床表现

1. 全身症状 结核中毒症状，主要为发热、盗汗、营养不良、消瘦。

2. 腹痛 早期腹痛不明显，以后可出现持续性钝痛或隐痛，多位于脐周或下腹部。当并发肠梗阻时，有阵发性绞痛。偶可有急腹症表现，主要因腹腔内结核干酪样坏死病灶破溃所致。

3. 腹水 为渗出液。

4. 触诊 腹壁柔韧感为特征性体征。

5. 腹部肿块 常位于脐周，肿块大小不一、表面不平、边界不清，有时呈结节感，活动度差。

6. 并发症 以肠梗阻常见，还可发生肠瘘、腹腔脓肿形成等。

（四）辅助检查

1. 血常规、血沉与结核菌素（PPD）试验或 γ 干扰素释放试验 病程较长而有活动性病变的患者有轻至中度贫血。血白细胞计数多正常，有腹腔结核病灶急性扩散或干酪型患者的白细胞计数可升高。病变活动时血沉加快。PPD试验或γ干扰素释放试验呈强阳性有助于本病的诊断。

2. 腹水检查 腹水为草黄色渗出液，静置后可有自然凝固块，少数为淡血色，偶见乳糜性。腹水结核分枝杆菌培养的阳性率较低，其余指标如表1-16所示。

表1-16 渗出液与漏出液的鉴别

鉴别要点	漏出液	渗出液
病因	非炎症	炎症、肿瘤
外观	淡黄色、透明	血性、脓性、乳糜性，混浊
比重	<1.018	>1.018
凝固性	不自凝	可自凝
黏蛋白定性试验	阴性	阳性
蛋白定量	<30g/L	>30g/L
细胞计数	$<100\times10^6$	$>500\times10^6$
腹水与血清蛋白比值	<0.5	>0.5
腹水与血清LDH比值	<0.6	>0.6
LDH	<200IU	>200IU

3. X线检查 腹部X线平片检查有时可以见到钙化影，提示钙化的肠系膜淋巴结结核。

4. 腹部B超检查 少量腹水依靠B超确定，并可为穿刺抽腹水定位；对腹部包块性质鉴别也有一定的帮助。

5. 腹腔镜检查 对诊断有困难者具有重要意义。适用于有游离腹水的患者。活组织检查具有确诊价值。腹腔镜检查在腹膜有广泛粘连者属禁忌。

（五）诊断

1. 青壮年，有结核病病史，有其他器官结核病证据。

2. 原因不明的发热2周以上，伴腹痛、腹胀、腹水、腹部肿块、腹壁柔韧感。

3. 腹水为渗出性，总蛋白>30g/L，白细胞>500×10^6/L，以淋巴细胞为主，普通细菌培养阴性。

4. X线检查发现肠粘连等征象；腹部平片有肠梗阻或散在钙化点。

5. PPD试验或γ干扰素释放试验呈强阳性。

（六）治疗

1. 一般治疗 注意休息，加强营养。

2. 抗结核化疗（最主要） 短程化疗6～9个月。

3. 放腹水 可适当放腹水以减轻症状。

4. 手术 适应证：并发肠梗阻或腹腔脓肿经抗生素治疗未见好转、肠穿孔、大出血、肠瘘者。

【名师助记】

有结核病病史，伴腹痛、腹胀、渗出性腹水、腹壁柔韧感（特异性体征），PPD试验强阳性，考虑结核性腹膜炎。多合并肠梗阻。抗结核治疗是首选。

【仿真自测】

1. 对结核性腹膜炎最有价值的检查是
   A. 血沉
   B. PPD 试验
   C. 结肠镜试验
   D. 腹水常规
   E. 腹腔镜+腹膜活检
2. 结核性腹膜炎的腹痛规律是
   A. 持续性腹痛
   B. 疼痛—排便—加重
   C. 进食—疼痛—缓解
   D. 疼痛—进食—缓解
   E. 疼痛—排便—缓解

(3~4 题共用题干)

女,32 岁。低热、盗汗、腹胀 1 个月,阵发性腹部绞痛,伴停止排气、排便 10 小时

3. 该患者最可能的诊断是
   A. 结核性腹膜炎合并肠梗阻
   B. 急性腹膜炎合并肠穿孔
   C. 肠梗阻合并肠穿孔
   D. 急性腹膜炎
   E. 肠扭转
4. 目前该患者首选的检查是
   A. 消化道造影
   B. 超声检查
   C. PPD 试验
   D. 腹部 CT
   E. 结肠镜

[答案] 1. E 2. A 3. A 4. D

第十节 腹外疝

一、腹股沟疝

【自测摸底】

最容易发生疝内容物坏死的临床类型是

A. 易复性疝　B. 绞窄性疝　C. 难复性疝

D. 滑动性疝　E. 嵌顿性疝

【名师精讲】

（一）发病机制

1. 先天性解剖异常　腹膜鞘突不闭锁或闭锁不完全。右侧睾丸下降略晚，故右侧腹股沟疝多见。

2. 后天性解剖异常　腹壁薄弱；腹横筋膜和腹横肌发育不全；腹内压过高（咳嗽、前列腺肥大致排尿困难、便秘、腹水、妊娠）。

（二）斜疝的临床病理类型（表1-17）

表1-17　斜疝的临床病理类型及特点

类型	特点
易复性疝	腹压增加时出现，可降入阴囊，还纳后用手压腹股沟管深环，斜疝疝块不出现
难复性疝	疝块不能完全还纳，若盲肠、乙状结肠或膀胱下移成为疝囊壁的一部分，称滑动性疝，多见于右侧，亦属难复性疝
嵌顿性疝	常发生在斜疝，腹压骤增是主要原因。疝内容物可强行扩张疝囊颈而进入疝囊，随后因疝囊颈的弹性收缩又将内容物卡住，使其不能回纳。有血运障碍则为绞窄性疝
绞窄性疝	易发生肠壁坏死。此时肠系膜动脉搏动消失，肠壁逐渐失去光泽、弹性和蠕动能力，最终坏死变黑

（三）斜疝和直疝的鉴别（表1-18）

表1-18　斜疝和直疝的鉴别

鉴别要点	斜疝	直疝
发病年龄	多见于儿童及青少年	多见于老年人
突出途径	经腹股沟管突出	由直疝三角突出
疝块外形	椭圆形或梨形，上部呈蒂柄状	半球形，基底较宽
精索与疝囊的关系	精索在疝囊后方	精索在疝囊前外方
还纳疝块后压住内环	不再突出	仍可突出
疝囊颈与囊壁下动脉的关系	疝囊颈在腹壁下动脉外侧	疝囊颈在腹壁下动脉内侧

（四）腹股沟疝的治疗

1. 保守治疗　①患者存在可能导致腹内压增高的情况；②1岁以内的婴儿、年老体弱者、多病不能耐受手术者。但若发生绞窄性疝，则须手术治疗。

2. 手术治疗　基本原则是关闭内环，加强或修补腹股沟管管壁(表1-19)。仅行单纯疝囊高位结扎的情况包括婴幼儿、绞窄性斜疝者、施行肠切除吻合术者。

表1-19　疝修补术的方法及适用情况

目的	方法	适用情况
加强前壁	Ferguson 法	后壁较完好者
加强后壁	Bassini 法	应用最广泛，尤其适用于青壮年斜疝和老年人直疝
	Halsted 法	同 Bassini 法
	McVay 法	后壁严重薄弱者及股疝者
	Shouldice 法	较大的成人腹股沟斜疝和直疝

（五）嵌顿性疝和绞窄性疝的处理

1. 手法复位的适应证

(1)嵌顿时间在3~4小时以内,局部压痛不明显,无腹膜刺激征表现。

(2)年老体弱或伴有其他较严重疾病而估计肠袢尚未绞窄坏死者。

2. 手术处理 原则上需要紧急手术治疗。

【名师助记】

小斜沟,大三直——斜疝通过腹股沟管膨出,儿童多发;直疝通过直疝三角膨出,老年人多发。

斜精后内血,直精前外血——斜疝时精索在疝囊后方,腹壁下动脉在疝囊颈外侧;直疝时精索在疝囊前外方,腹壁下动脉在疝囊颈内侧。

【仿真自测】

1. 下列关于肠管壁嵌顿性疝易误诊的原因中不正确的是
   A. 局部肿块不明显
   B. 嵌顿性疝内容物为大网膜
   C. 无肠梗阻表现
   D. 临床上少见
   E. 不易引起绞窄

2. 男,70岁。多年排尿困难,呈淋漓状,近2年来双侧腹股沟区出现半圆形肿块,站立时明显,平卧后消失。体检时压迫内环肿块仍出现。诊断为
   A. 腹股沟斜疝 B. 腹股沟直疝
   C. 切口疝 D. 巨大疝
   E. 股疝

[答案] 1. B 2. B

3. 男,58 岁。因右腹股沟斜疝行手术治疗,术中发现疝囊壁的一部分为乙状结肠,此时的诊断为
   A. 嵌顿性疝　　B. Litter 疝
   C. Richter 疝　　D. 滑动性疝
   E. 绞窄性疝
4. 腹股沟斜疝与直疝最有意义的鉴别点是
   A. 发病年龄
   B. 突出途径
   C. 疝块外形
   D. 疝内容物是否进入阴囊
   E. 还纳疝内容物后压迫深环,疝内容物是否再突出

(5~6 题共用题干)

男,70 岁。左侧腹股沟突出半球形包块,不降入阴囊。咳嗽冲击试验阴性,易还纳。

5. 该患者应诊断为
   A. 鞘膜积液　　B. 隐睾
   C. 股疝　　D. 斜疝
   E. 直疝
6. 该患者最有效的治疗方法是
   A. 用棉线束带或绷带压迫内环口
   B. 禁烟,控制呼吸道感染
   C. 注射硬化剂
   D. 疝修补术
   E. 疝囊高位结扎术

[答案] 3. D　4. E　5. E　6. D

二、股疝

【自测摸底】

最易引起嵌顿的腹外疝是

A. 腹股沟直疝

B. 儿童脐疝

C. 白线

D. 股疝

E. 切口疝

【名师精讲】

疝囊通过股环经股管向卵圆窝突出的疝称为股疝。

(一)临床表现

股疝多见于40岁以上女性。常在腹股沟韧带以下、卵圆窝处表现为一半球形突起,平卧还纳内容物后,疝块有时不完全消失,咳嗽冲击感也不明显。股疝易发生嵌顿和绞窄,有时可有肠梗阻表现。

(二)治疗

股疝易嵌顿,确诊后应及时手术治疗。常用疝囊高位结扎加 McVay 修补法。

疝手术治疗后3~6个月内避免重体力劳动及突然增高腹压,及时治疗咳嗽、便秘、排尿困难等,以防疝复发。

【名师助记】

中年女性卵圆窝处一半球形突起,平卧时不完全消失,咳嗽冲击感不明显,可诊断为股疝。最易发生绞窄,手术首选 McVay 法。

【仿真自测】

女，52岁，肥胖。右腹股沟韧带下方卵圆窝处可见3cm×3cm半球状突起，局部有胀痛感。平卧时突起可变小、变软，但有时不完全消失。查体：卵圆窝处咳嗽冲击感不明显。最常用的手术方式是

A. Shouldice法　　B. Halsted法
C. Bassini法　　D. Ferguson法
E. McVay法

第十一节　腹部损伤

一、腹部闭合性损伤

【自测摸底】

对疑有腹腔内空腔脏器破裂的腹部闭合性损伤患者，在观察期内处理错误的是

A. 使用广谱抗生素　　B. 胃肠减压
C. 补充血容量　　D. 注射止痛剂
E. 禁饮食

【名师精讲】

（一）临床表现

1. 腹壁损伤表现　疼痛、压痛、皮下瘀斑。

2. 实质性脏器破裂表现　主要为内出血甚至休克，腹痛、腹膜刺激征明显。体征最明显处一般是损伤所在处。

3. 空腔脏器破裂表现

（1）腹膜刺激征：最突出。

（2）胃肠道症状：恶心、呕吐、便血、呕血等。

（3）全身性感染症状。

［答案］E

（4）气腹征。

4. 主要辅助检查

（1）诊断性腹腔穿刺和腹腔灌洗术：最有意义，不仅阳性率高，且在床旁进行而不必搬动伤者，故对伤情较重者尤为适用。腹腔灌洗术对腹内少量出血者比一般诊断性穿刺术更为可靠，有利于早期诊断并提高确诊率。检查结果符合以下任何一项即属阳性：①灌洗液含有肉眼可见的血液、胆汁、胃肠内容物或证明是尿液；②显微镜下红细胞计数超过 100×10^9/L 或白细胞计数超过 0.5×10^9/L；③淀粉酶超过 100Somogyi 单位；④灌洗液中发现细菌。

（2）B 超：最常采用。

（3）立位 X 线平片：可观察到膈下积气、腹内积液以及某些脏器的大小、形态和位置的改变。行 X 线检查应注意在伤情平稳、发展缓慢时进行，处于休克状态者应限制过多搬动。

（二）诊断

有下列情况之一者，考虑有腹内脏器损伤：

1. 早期出现休克征象者（尤其是出血性休克）。

2. 有持续性甚至进行性腹部剧烈疼痛伴恶心、呕吐等消化道症状者。

3. 有明显腹膜刺激征者。

4. 有气腹表现者。

5. 腹部出现移动性浊音者。

6. 有便血、呕血或尿血者。

7. 直肠指检发现直肠前壁有压痛或波动感，或指套染血者。

（三）处理

1. 处理原则　做好急症手术前准备，力争早期手术。

（1）首先处理对生命威胁最大的损伤。

（2）积极防治休克，力争使收缩压回升至 90mmHg

以上。

（3）对疑有内脏损伤者应禁食、输液及使用抗生素，禁用吗啡类药物止痛。已明确诊断者应尽早施行手术，原则上应边抗休克边手术。

2. 急症手术探查

（1）指征

1）腹痛和腹膜刺激征进行性加重或范围扩大。

2）肠鸣音逐渐减少、消失或出现明显腹胀。

3）全身情况有恶化趋势，出现口渴、烦躁、脉率加快或体温升高及白细胞计数上升。

4）膈下有游离气体表现。

5）红细胞计数进行性下降。

6）血压由稳定转为不稳定甚至下降。

7）腹腔穿刺抽出气体、不凝血液、胆汁或胃肠内容物。

8）胃肠出血。

9）积极救治休克而情况不见好转或继续恶化。

（2）探查顺序

1）探查次序：原则上应先探查肝、脾等实质性器官，同时探查膈肌有无破损；接着从胃开始，逐段探查十二指肠第一段、空肠、回肠、结肠及其系膜；然后探查盆腔脏器；再后则切开胃结肠韧带显露网膜囊，检查胃后壁和胰腺。如属必要，最后还应切开后腹膜探查十二指肠二、三、四段。

2）可根据切开腹膜时所见决定探查顺序：①有气体溢出，提示胃肠道破裂；②有食物残渣，先探查上消化道；③见到粪便，先探查下消化道；④见到胆汁，先探查肝外胆管及十二指肠。

3. 非手术探查

（1）指征

1）不能确定有无腹内脏器损伤，需严密观察。

2）轻度单纯实质脏器损伤，生命体征平稳。

（2）检查内容

1）检查脉率、呼吸、血压，每15~30分钟一次。

2）检查腹膜刺激征的程度和范围是否改变，每30分钟一次。

3）每30~60分钟测定一次红细胞数、血红蛋白和血细胞比容。

4）必要时可重复进行诊断性腹腔穿刺术或灌洗术。

（3）观察期间的要求

1）不随便搬动伤者。

2）禁止注射镇痛剂，以免掩盖伤情。

3）禁食、禁水。

4）积极补充血容量，防治休克。

5）注射广谱抗生素以预防或治疗可能存在的腹内感染。

6）疑有空腔脏器破裂或有明显腹胀时，行胃肠减压。

【名师助记】

腹部闭合性损伤最重要的是评估及治疗休克。病因学确诊主要依靠腹腔穿刺或腹腔灌洗术。在病因未明确前禁用吗啡，避免掩盖伤情。

【仿真自测】

1. 腹部闭合性损伤患者伴休克，腹腔穿刺抽出不凝血。在尚未手术前应采用的最主要的治疗环节是

A. 止痛　　B. 保持安静　　C. 防治休克

D. 胃肠减压　　E. 应用抗生素

［答案］1. C

2. 男，30 岁。2 小时前车祸伤及腹部，急诊入院。查体：血压 85/60mmHg，心率 120 次/min。痛苦面容，意识模糊，皮肤、黏膜苍白，腹部压痛、反跳痛、腹肌紧张。正确的处理措施是
A. 抗休克治疗，观察疗效
B. 抗休克治疗的同时行剖腹探查
C. 立即注射升压药
D. 立即剖腹探查
E. 注射强心药物

3. 男，26 岁。腹部被重物击打，尚未明确诊断。观察期间错误的措施是
A. 禁饮、禁食
B. 注射吗啡止痛
C. 反复检查腹部
D. 绝对卧床休息
E. 检查血压、脉搏

4. 男，33 岁。右上腹外伤 2 小时。查体：P 120 次/min，R 28 次/min，BP 90/60mmHg。全腹有压痛、反跳痛，以右上腹为著，移动性浊音（+）。最有意义的辅助检查是
A. 腹部 B 超
B. 立位腹部 X 线平片
C. 腹部 CT
D. 诊断性腹腔穿刺
E. 腹部 MRI

［答案］2. B　3. B　4. D

（5~7 题共用题干）

女,16 岁。被塌方的房屋压伤后腹痛伴呕吐 1 小时。查体:P 140 次/min, R 26 次/min, BP 80/60mmHg。神志清楚,痛苦面容,腹肌紧张,有压痛和反跳痛,移动性浊音阳性,肠鸣音消失。

5. 伤后 1 小时,对于判断有无腹内脏器损伤价值最小的实验室检查结果是
   A. 粪常规有大量红细胞
   B. 血细胞比容下降
   C. 尿中可见大量红细胞
   D. 红细胞计数及血红蛋白数值下降
   E. 白细胞计数及中性粒细胞占比升高
6. 若行急症手术,原则上应首先探查
   A. 空肠和回肠
   B. 肝脏和脾脏
   C. 结肠和直肠
   D. 胃和大网膜
   E. 十二指肠和胰腺
7. 非手术治疗中最主要的治疗措施是
   A. 应用止血药物
   B. 应用止痛药物
   C. 给予一次性大剂量糖皮质激素
   D. 使用大剂量抗菌药物
   E. 快速补充血容量

[答案] 5. E 6. B 7. E

二、常见腹内脏器损伤

【自测摸底】

男,18岁。练习双杠时撞击上腹部,突发腹痛4小时。疼痛逐渐加重,伴背部疼痛、恶心、呕吐,呕吐物中有胃液和胆汁。既往有胆囊炎病史。腹部X线平片检查:横结肠肝曲胀气,腹膜后有气体征象。粪便隐血试验(-)。最可能的诊断是

A. 右肾破裂

B. 肝破裂

C. 胆囊破裂

D. 十二指肠破裂

E. 结肠破裂

【名师精讲】

(一)脾破裂

腹内脏器最容易受损的器官是脾。

1. 临床表现　临床所见的脾破裂85%为真性破裂。破裂多位于脾上极或膈面。出血量大,可迅速引起休克。

2. 治疗

(1)积极抗休克。

(2)脾中心碎裂、脾门撕裂或有大量组织坏死,高龄、情况严重者,应迅速行全脾切除。

(二)肝破裂

右肝破裂多于左肝。

1. 临床表现

(1)腹痛和腹膜刺激征较为明显。

(2)可能出现黑便或呕血。

(3)中央型肝破裂更易发展为继发性肝脓肿。

2. 治疗　手术治疗的基本要求:彻底清创,确切

止血，消除胆汁溢漏，建立通畅引流。

（1）暂时控制出血：纱布压迫及阻断肝十二指肠韧带控制出血，以便探查。阻断时间不超过半小时，肝硬化患者阻断不超过15分钟。

（2）肝单纯缝合：裂口不深、出血不多、创缘比较整齐的患者，在清创后可将裂口直接予以缝合。应行伤口全层缝合，不留死腔。

（3）肝动脉结扎：裂口内有不易控制的动脉性出血，结扎肝总动脉最安全，但止血效果有时不满意。

（4）肝切除：对于有大块肝组织破损，特别是粉碎性肝破裂或肝组织挫伤严重的患者，应施行肝切除术。

（5）纱布块填塞：对于裂口较深或肝组织已有大块缺损而止血不满意又无条件进行较大手术的患者有一定应用价值。

【名师助记】

肝、脾破裂多可致失血性休克，检查首选B超，积极抗休克下行手术治疗。空腔脏器破裂，腹膜刺激征明显，且有气腹征，检查首选立位腹部X线平片，诊断性穿刺是确诊关键。

【仿真自测】

1. 肝、脾损伤后可能发生的主要危险是
   A. 腹腔内出血
   B. 腹膜炎
   C. 肠麻痹
   D. 全身感染
   E. 胃肠道出血

［答案］1. A

2. 腹部损伤中最常受损的器官是

A. 肝　B. 胰腺

C. 肾　D. 胃

E. 脾

3. 腹部闭合性损伤患者，X线检查发现右侧膈肌抬高，活动受限，最可能的损伤是

A. 胃破裂　B. 脾破裂

C. 肝破裂　D. 十二指肠破裂

E. 结肠肝曲破裂

4. 男，26岁。因腹部外伤急诊入院，行剖腹探查见肝右叶8cm长裂口，较深，有不易控制的动脉性出血。术中最有效的止血方法是

A. 用纱布或绷带压迫止血

B. 吸收性明胶海绵或氧化纤维填入裂口

C. 阻断肝门血流后止血

D. 填塞大网膜后缝合裂口

E. 全身和局部同时应用止血药物

［答案］2. E　3. C　4. C

第二章 其他疾病

【考情分析】

软组织急性化脓性感染
急性一氧化碳中毒
破伤风
术后处理
术前准备
机械性损伤
急性乳腺炎
急性有机磷杀虫药中毒
乳腺癌
烧伤
肠内营养
肠外营养
乳腺囊性增生病
中暑

第一节　围术期处理

一、术前准备

【自测摸底】

下列对呼吸功能障碍者的术前准备不妥当的是

A. 鼓励患者多练习深呼吸和咳嗽

B. 应用支气管扩张剂及雾化吸入

C. 对经常发作哮喘者，给予地塞米松以减轻支气管黏膜水肿

D. 对合并感染者，在应用抗生素的同时施行手术

E. 麻醉前给药量要少

【名师精讲】

（一）手术时限分类

1. 急症手术　外伤性肠破裂等。

2. 限期手术　各种恶性肿瘤根除术、甲状腺功能亢进症甲状腺大部切除术等。

3. 择期手术　良性肿瘤切除术及腹股沟疝修补术等。

（二）一般准备

1. 心理准备　任何手术均应履行书面知情同意手续，由患者本人或本人书面委托的家属签署。

2. 生理准备

（1）为手术后变化做适应性锻炼：包括术前练习在床上大小便，在术前教会患者正确的咳嗽和咳痰方法，术前2周应停止吸烟。

（2）输血和补液：施行大、中型手术者，术前应做血型和交叉配血试验，备好一定数量的全血或成分血。纠正水、电解质及酸碱平衡失调和贫血。

(3) 预防感染:下列情况需要预防性应用抗生素:①涉及感染病灶或切口接近感染区域的手术;②肠道手术;③操作时间长、创伤大的手术;④开放性创伤,创面已污染或有广泛软组织损伤,创伤至实施清创的间隔时间较长,或清创所需时间较长以及难以彻底清创;⑤癌肿手术;⑥涉及大血管的手术;⑦需要植入人工制品的手术;⑧脏器移植术。

(4) 补充热量、蛋白质和维生素:对于择期或限期手术者,应在1周左右通过口服或静脉途径提供充分的热量、蛋白质和维生素。

(5) 胃肠道准备:术前12小时禁食,术前4小时禁止饮水,以防因麻醉或手术过程中的呕吐而引起窒息或吸入性肺炎。涉及胃肠道手术者,术前1~2天开始进流质饮食,有幽门梗阻的患者,需在术前进行洗胃。对一般性手术,术前1天应做肥皂水灌肠。如果施行的是结肠或直肠手术,应在术前1天及手术当天清晨行清洁灌肠或结肠灌洗,并于术前2~3天开始口服肠道抑菌药物。

(6) 其他:如发现患者有与疾病无关的体温升高,或妇女月经来潮等情况,应延迟手术日期。术前应取下患者的可活动义齿。

(三) 特殊准备

1. 营养不良　低蛋白可引起组织水肿,影响愈合;营养不良的患者抵抗力低下,容易并发感染。如果血浆白蛋白在30~35g/L,应补充富含蛋白质的饮食;如低于30g/L或转铁蛋白低于0.15g/L,则需输入血浆、人血白蛋白制剂或行术前肠内、肠外营养支持。

2. 脑血管疾病　脑血管疾病多发生在术后,多因手术创伤、低血压、心房颤动的心源性栓塞所致。近期有脑卒中史者,择期手术应至少推迟2周,最好6周。

3. 心血管疾病　血压在160/100mmHg以下者,可不必做特殊准备。血压过高者,术前应使血压平稳在接近正常水平,不要求降至正常。术前准备应注意:①纠正水、电解质失衡;②治疗严重贫血;③纠正心律失常,尤其是老年人;④有心肌梗死者6个月内不施行择期手术等。

4. 肺功能障碍　危险因素包括慢性阻塞性肺疾病、吸烟、年老、肥胖、急性呼吸系统感染。对高危患者,术前肺功能检查具有重要意义,第1秒用力呼气量(FEV_1)<2L时,可能发生呼吸困难,$FEV_1\%<50\%$,提示重度肺功能不全。急性呼吸系统感染者,择期手术应推迟至治愈后1~2周;如系急症手术,需加用抗生素,尽可能避免吸入麻醉。阻塞性呼吸道疾病者,围术期应用支气管扩张药;喘息正在发作者,择期手术应推迟。

5. 肾疾病　急性肾衰竭的危险因素包括术前血尿素氮和肌酐升高、充血性心力衰竭、老年、术中低血压、腹主动脉夹层、脓毒症、使用肾毒性药物(如氨基糖苷类抗生素和放射性造影剂)等。如需透析,应在术前24小时内进行。

6. 糖尿病

(1) 仅以饮食控制病情者,术前不需特殊准备。

(2) 口服降糖药者,应服用至术前一天晚上。如服用长效降糖药,应在术前2~3天停服,改用常规胰岛素控制血糖。禁食患者需静脉输注葡萄糖加胰岛素维持血糖轻度升高状态(5.6~11.2mmol/L)较为适宜。

(3) 平时用胰岛素者,在手术日晨停用胰岛素。

(4) 伴有酮症酸中毒的患者需要接受急症手术,应当尽可能纠正酸中毒、血容量不足、电解质失衡(特别是低血钾)。

7. 凝血障碍　服用阿司匹林者应停用7天。如果有凝血障碍,急症手术时必须输血浆制品。

8. 下肢深静脉血栓形成的预防 预防性使用低分子量肝素,间断气袋加压下肢和口服华法林(近期曾接受神经外科手术或有胃肠道出血的患者慎用),术后尽可能早下床活动。

【名师助记】

血压低于160/100mmHg,血糖高于5.6mmol/L。吸烟停2周,阿司匹林停1周。脑卒中推2周,肺感染推2周,心肌梗死推半年。

【仿真自测】

1. 手术患者术前12小时禁食、4小时禁水是为了
   A. 减少术后感染
   B. 防止术后腹胀
   C. 防止吻合口漏
   D. 防止术后伤口裂开
   E. 防止麻醉或术中呕吐
2. 关于术前准备的叙述不正确的是
   A. 术前应学会正确咳嗽和咳痰的方法
   B. 术前应练习在床上大小便
   C. 对操作时间长的大手术,术前应预防性应用抗生素
   D. 术前4小时开始禁止饮水
   E. 有吸烟习惯的患者,应于术前1周开始停止吸烟
3. 女,62岁。诊断为胃癌,血压160/100mmHg,中度贫血,消瘦。术前准备中不是必要项目的是
   A. 纠正贫血　　B. 改善营养状态
   C. 检测肝功能　　D. 血压降至正常
   E. 血生化检查

[答案] 1. E　2. E　3. D

4. 关于多器官疾病术前准备的描述不正确的是
   A. 心力衰竭需控制 3~4 周
   B. 经常发作哮喘的患者，术前可口服地塞米松
   C. 肝功能严重损害的患者，一般不宜施行任何手术
   D. 肾功能不全的患者，在有效的透析治疗支持下，可耐受手术
   E. 糖尿病患者术前应控制血糖到正常

二、术后处理

【自测摸底】

手术后胃肠减压管拔除的指征是
   A. 术后 3 天
   B. 腹痛消失
   C. 已经肛门排气
   D. 可闻及肠鸣音
   E. 腹胀消失

【名师精讲】

（一）常规处理

1. 静脉输液　肠梗阻、小肠坏死、肠穿孔患者，术后 24 小时内需补给较多的晶体，但输液过量又可导致肺水肿和充血性心力衰竭；休克和脓毒症患者由于液体自血管渗至组织间隙，会出现全身水肿。

2. 引流　乳胶片引流一般在术后 1~2 天拔除，烟卷式引流大都在术后 72 小时内拔除，管状引流物视手术类型和引流情况确定拔除时间。胃肠减压管在肠道功能恢复、肛门排气后拔除。

［答案］4. E

（二）卧位

1. 全身麻醉尚未清醒者，取平卧位，头转向一侧。

2. 蛛网膜下腔阻滞者，应取平卧或头低卧位 12 小时。

3. 颅脑手术后，如无休克或昏迷，患者取 15°~30° 头高脚低斜坡卧位。

4. 颈、胸手术者，取高半坐位卧式。

5. 腹部手术者，取低半坐位卧式或斜坡卧位。

6. 腹腔内有污染者，取半坐位或头高脚低位。

7. 脊柱或臀部手术者，取俯卧或仰卧位。

8. 休克者，取下肢抬高 15°~20°、头部和躯干抬高 20°~30° 的特殊体位。

9. 肥胖患者可取侧卧位，有利于呼吸和静脉回流。

（三）各种不适的处理

1. 疼痛　常用的麻醉类镇痛药有吗啡、哌替啶和芬太尼。

2. 恶心、呕吐　常见原因是麻醉反应。

3. 腹胀　术后早期腹胀一般是由胃肠道蠕动受抑制，肠腔内积气不能排出所致。严重腹胀可行持续胃肠减压、放置肛管等。

4. 呃逆　多为暂时性，为神经中枢或膈肌直接刺激引起。

5. 尿潴留　全身麻醉或蛛网膜下腔阻滞后，排尿反射受抑制、切口疼痛，以及患者不习惯床上排尿等都是尿潴留的常见原因。

（四）活动

1. 早期活动有利于增加肺活量，减少肺部并发症，改善全身血液循环，促进切口愈合，减少因静脉血流缓慢并发深静脉血栓形成的发生率，减少腹胀和尿潴留的发生。

2. 有休克、心力衰竭、严重感染、出血、极度衰弱等情况，以及施行过有特殊固定、制动要求的手术患者，不宜早期活动。

3. 痰多者，应定时咳痰，患者可坐在床沿上，做深呼吸和咳嗽。

（五）饮食

1. 非腹部手术　局部手术，全身反应轻者，术后即可进食。手术范围较大，全身反应较明显者，需待2~3天后方可进食。蛛网膜下腔阻滞和硬脊膜外腔阻滞者，术后3~6小时才可进食。全身麻醉者，应待麻醉清醒，恶心、呕吐反应消失后方可进食。

2. 腹部手术　择期行胃肠道手术，待肠道蠕动恢复，可以开始饮水，进少量流质饮食，逐步进展为普食。

（六）缝线拆除

1. 缝线拆除时间　不同部位切口的缝线拆除时间见表2-1。

表2-1　不同部位切口的缝线拆除时间

切口部位	缝线拆除时间
头、面、颈部	术后4~5天
下腹部、会阴部	术后6~7天
胸部、上腹部、背部、臀部	术后7~9天
四肢	术后10~12天（近关节处可适当延长）
减张缝线	术后14天

青少年患者可适当缩短拆线时间；年老、营养不良患者可延迟拆线时间；电刀切口应推迟1~2天拆线；也可根据实际情况间隔拆线。

2. 切口分类（表2-2）。

表2-2 切口分类

切口分类	定义	典型示例
清洁切口（Ⅰ类切口）	缝合的无菌切口	甲状腺大部切除术等
可能污染切口（Ⅱ类切口）	手术时可能带有污染的缝合切口	胃大部切除术等，皮肤不容易彻底消毒的部位、6小时内的伤口经过清创术缝合、新缝合的切口再度切开者
污染切口（Ⅲ类切口）	邻近感染区或组织直接暴露于污染或感染物的切口	阑尾穿孔的阑尾切除术、肠梗阻坏死的手术、各部位脓肿引流的手术等

3. 切口愈合判断（表2-3）。

表2-3 切口愈合分级及判断标准

切口愈合分级	判断标准
甲级愈合	愈合优良，无不良反应
乙级愈合	愈合处有炎症反应，如红肿、硬结、血肿、积液等，但未化脓
丙级愈合	切口化脓，需要做切开引流等处理

将上述分级方法与前述切口分类方法结合，观察切口愈合情况并做记录。如甲状腺大部切除术后愈合优良，则记以“Ⅰ/甲”；胃大部切除术切口血肿，则记以“Ⅱ/乙”。

【名师助记】

引流管拔出时间、卧位、拆线时间、切口分类是考试重点，需特别注意。

【仿真自测】

1. 上腹部手术的拆线日期是术后
   A. 4~5 天　　B. 6~7 天
   C. 7~9 天　　D. 10~12 天
   E. 14 天
2. 下列表现属于Ⅱ/乙切口的是
   A. 清洁切口/愈合良好,无不良反应
   B. 清洁伤口/愈合处有炎症,但未化脓
   C. 可能污染切口/愈合处有炎症,但未化脓
   D. 可能污染切口/愈合良好,无不良反应
   E. 污染切口/切口已化脓,需切开引流
3. 手术后乳胶片引流拔除时间一般在术后
   A. 1~2 天　　B. 3 天
   C. 4 天　　D. 5 天
   E. 5 天以后

(4~5 题共用备选答案)
   A. 疼痛　　B. 发热　　C. 恶心、呕吐
   D. 腹胀　　E. 呃逆

4. 外科手术后最常见的并发症是
5. 术后麻醉反应最常见的是

三、术后主要并发症

【自测摸底】

女,行胃癌根治术后 5 天。咳嗽后,正中伤口内有多量淡红色液体流出。最可能出现的情况是
   A. 切口下异物　　B. 切口皮下积脓
   C. 切口裂开　　D. 切口感染
   E. 切口内血肿

[答案] 1. C　2. C　3. A　4. B　5. C

【名师精讲】

（一）术后出血

1. 体腔手术后24小时内出现休克应考虑有内出血。确诊依靠B超检查及腹腔穿刺。

2. 胸腔手术后从胸腔引流管内每小时引流出血液量持续超过100ml，提示有内出血。

3. 患者可出现烦躁、心率加快；中心静脉压低于5cmH_2O；每小时尿量少于25ml。

（二）术后发热与低体温

1. 发热　发热是术后最常见的症状。如体温不超过38℃，可不予处理。高于38.5℃，患者感到不适时，可予以物理降温。术后24小时内出现高热（>39℃），如果能排除输血反应，多考虑链球菌或梭菌感染、吸入性肺炎，或原已存在的感染。感染性发热的危险因素包括患者体弱、高龄、营养状况差、糖尿病、吸烟、肥胖、使用免疫抑制药物或原已存在的感染病灶。手术因素有止血不严密、残留死腔、组织创伤等。

2. 低体温　多因麻醉药阻断体温调节过程，开腹或开胸手术热量散失，输注冷液体、库存血等。

（三）术后感染

1. 伤口感染　表现为伤口局部红、肿、热、痛和触痛，有分泌物，伴或不伴发热和白细胞计数升高。处理原则：在伤口红肿处拆除伤口缝线，使脓液流出，同时行细菌培养及药敏试验，或急诊切开清创，使用广谱抗生素。

2. 肺不张、肺炎

（1）肺不张

1）确诊：术后早期发热，呼吸、心率加快。气管可向患侧偏移。叩诊可于肺底部发现浊音或实音。听诊有局限性湿啰音，呼吸音减弱、消失。血气分析可有PaO_2下降和$PaCO_2$升高。胸部X线检查出现典型的肺不张。

2）预防及处理：保持呼吸顺畅是最主要的预防措施。鼓励患者深呼吸、多翻身，解除支气管阻塞。口服祛痰药、雾化吸入，必要时采用支气管镜吸痰或气管切开，服用抗生素。

（2）肺炎：发热、咳嗽和咳痰，白细胞数增加，胸部X线检查有渗出性病变，可确诊肺炎。应做痰培养，同时应用抗生素。

3. 腹腔脓肿和腹膜炎　表现为发热、腹痛、腹部触痛及白细胞数增加。如为弥漫性腹膜炎，应急诊剖腹探查。如感染局限，行腹部和盆腔B超或CT扫描常能明确诊断。腹腔脓肿定位后可在B超引导下做穿刺置管引流，必要时需开腹引流。选用抗生素应针对肠道菌群和厌氧菌群。

4. 尿路感染　尿潴留是术后并发尿路感染的基本原因，可引起急性膀胱炎和急性肾盂肾炎。根据尿液培养（多是革兰氏阴性菌）选择有效抗生素。

5. 真菌感染　见于长期应用广谱抗生素者，多为假丝酵母菌所致。

（四）切口裂开

1. 主要原因　切口裂开常发生于术后1周内。

（1）营养不良，组织愈合能力差。

（2）切口缝合技术有缺陷。

（3）腹腔内压力突然升高的动作。

2. 预防和治疗

（1）在依层缝合腹壁切口的基础上，加用全层腹壁减张缝线。

（2）在良好麻醉、腹壁松弛条件下缝合切口，避免强行缝合造成腹膜等组织撕裂。

（3）及时处理腹胀。

（4）患者咳嗽时，最好平卧，以减轻咳嗽时横膈下降、骤然增加的腹内压。

(5) 适当的腹部加压包扎。

切口裂开时,要立刻用无菌敷料覆盖切口,在良好的麻醉条件下再次缝合,同时加用减张缝线。

【仿真自测】

1. 术后3~6天发热的最常见原因是
   A. 代谢异常　　B. 低血压
   C. 肺不张　　D. 输血反应
   E. 感染
2. 预防术后肺不张最主要的措施是
   A. 营养,大量抗生素
   B. 蒸汽吸入
   C. 多翻身,多做深呼吸,鼓励咳嗽
   D. 应用祛痰药物
   E. 氧气吸入

第二节 外科患者的营养代谢

一、外科患者的营养需求

【自测摸底】

机体处于应激如创伤、手术、感染等情况时,下列能量代谢的变化中错误的是
   A. 机体出现高代谢和分解代谢
   B. 脂肪动员加速
   C. 蛋白质分解加速
   D. 机体处理葡萄糖能力增强
   E. 机体处于负氮平衡

[答案] 1. E 2. C

【名师精讲】

（一）人体基本的能量储备与需要

机体的能量贮备包括糖原、蛋白质及脂肪。糖原供能仅占正常需要量的1/2左右。若蛋白质作为能源被消耗（饥饿或应激状态下），必然会使器官功能受损。饥饿时消耗脂肪以供能。机体每天基本能量需要量为20～25kcal/kg（1kcal=4.18kJ）。

（二）创伤与感染后的代谢变化与营养需求

1. 神经、内分泌反应　创伤与感染后外周刺激传导至下丘脑，引起交感神经系统兴奋，胰岛素分泌减少，肾上腺素、去甲肾上腺素、胰高血糖素、促肾上腺皮质激素、肾上腺皮质激素及抗利尿激素分泌均增加，使患者处于高代谢和物质分解增加的状态。

2. 机体代谢变化与营养需求　在抗利尿激素及醛固酮的作用下，水钠潴留，以保存血容量。交感神经所致的高代谢状态，使机体的静息能量消耗（REE）增加20%～30%，大面积烧伤的REE增加50%～100%。

创伤时机体对糖的利用率下降，容易发生高血糖、糖尿；蛋白质分解增加，尿氮排出增加，出现负氮平衡；糖异生过程活跃；脂肪分解明显增加。

（三）患者营养状况的评估

1. 人体测量，如体重、皮褶厚度等。

2. 血浆蛋白测定，如白蛋白、前白蛋白、转铁蛋白。

3. 淋巴细胞测定。

4. 氮平衡试验，其中以非尿素氮形式排出的氮为2～3g/d。

【名师助记】

人体每天基本能量需要量为20～25kcal/kg。创伤时机体对糖的利用率下降，对脂肪的分解增加，对蛋白质的分解增加，出现负氮平衡。

【仿真自测】

卧床、无发热或异常消耗的成年男性患者每天最低热量需求是

A. 15～20kcal/(kg·d)
B. 20～25kcal/(kg·d)
C. 25～30kcal/(kg·d)
D. 30～40kcal/(kg·d)
E. 40～50kcal/(kg·d)

二、患者的营养补充

【自测摸底】

(1～3题共用题干)

男,32岁。因高位小肠瘘2天入院。入院后经颈内静脉插管滴入肠外营养液,2周后突然出现寒战、高热,无咳嗽、咳痰,腹部无压痛和反跳痛。

1. 最可能的诊断是
   A. 高渗性非酮症昏迷 B. 肺部感染
   C. 气胸 D. 导管性脓毒症
   E. 静脉炎
2. 观察8小时如果仍有高热,应采取的措施是
   A. 肠外营养液中增加胰岛素
   B. 雾化吸入
   C. 胸腔穿刺抽气
   D. 拔除中心静脉导管
   E. 大剂量抗生素
3. 如果24小时后发热仍不退,应采取的措施是
   A. 用抗生素 B. 胸腔穿刺抽气
   C. 停止肠外营养 D. 手术
   E. 增加胰岛素用量

[答案] B

【名师精讲】

（一）肠内营养（EN）

1. 肠内营养适应证

（1）胃肠功能正常，但营养物质摄入不足或不能摄入者，如昏迷患者、大面积烧伤患者、复杂大手术后及危重病症（非胃肠道疾病）患者等。

（2）胃肠道功能不良者，如消化道瘘、短肠综合征患者等。消化道瘘患者所用的 EN 制剂以肽类为主，可减轻对消化液分泌的刺激作用。营养液最好能输至瘘口的远端肠道，或采取措施将肠外瘘的瘘口暂时封住。

（3）胃肠功能基本正常但伴其他脏器功能不良者，如糖尿病、肝肾衰竭或急性胰腺炎患者。

2. 肠内营养制剂

（1）最终浓度为 24%，可供能量 1kcal/ml。

（2）以整蛋白为主的制剂，其蛋白质源为酪蛋白或大豆蛋白，不含乳糖，溶液的渗透压较低（320mmol/L）。适用于胃肠道功能正常者。

（3）以蛋白水解产物（或氨基酸）为主的制剂，其蛋白质源为乳白蛋白水解产物、肽类或结晶氨基酸，也不含乳糖，渗透压较高（470～850mmol/L）。适用于胃肠道消化、吸收功能不良者。

3. 并发症的防治

（1）误吸：预防措施是患者取 30°半卧位，输营养液后停输 30 分钟，若回抽液量>150ml，则考虑有胃潴留存在，应暂停鼻胃管灌注，可改用鼻空肠管输入。

（2）腹胀、腹泻：与输入速度、温度及溶液浓度有关，与溶液的渗透压也有关。输注太快是引起症状的主要原因，应缓慢输入。因渗透压过高所致的症状，可给予阿片酊等减慢肠蠕动。

（二）肠外营养（PN）

1. 肠外营养的适应证

（1）凡不能或不宜经口摄食超过5~7天的患者。

（2）营养不良者的术前应用。

（3）消化道瘘、急性重症胰腺炎、肠道炎性疾病、短肠综合征患者。

（4）严重感染、脓毒症、大面积烧伤，以及肝肾衰竭患者。

（5）复杂手术特别是腹部大手术之后者。

（6）恶性肿瘤患者在营养支持后会使肿瘤细胞增殖、发展，因此需在营养支持的同时加用化疗药物。

2. 肠外营养制剂

（1）葡萄糖：是PN的主要能源物质。

（2）脂肪乳剂：10%的溶液为等渗液，含热量1kcal（4.18kJ）/ml。脂肪乳剂最大用量是2g/（kg·d）。

（3）复方氨基酸溶液：是PN的唯一氮源。复方氨基酸有平衡型及特殊型两类。

（4）电解质。

（5）维生素。

（6）微量元素。

（7）全营养混合液。

3. 肠外营养的输入途径

（1）经周围静脉输入：用量小、PN支持不超过2周者。

（2）中心静脉导管输入：需长期PN支持者。

4. 肠外营养的并发症

（1）技术性并发症：与中心静脉导管的放置或留置有关，包括穿刺致气胸、血管损伤、神经或胸导管损伤等。空气栓塞是最严重的并发症。

（2）代谢性并发症

1）原因：补充不足、糖代谢异常及PN本身所致。

2）补充不足所致的并发症：①血清电解质紊乱。低钾血症及低磷血症在临床上很常见。②微量元素缺乏。较多见的是锌缺乏，临床表现有口周及肢体皮疹、皮肤皱痕及神经炎等。铬缺乏可致难控制的高血糖发生。③必需脂肪酸缺乏。临床表现有皮肤干燥、鳞状脱屑、脱发及伤口愈合迟缓等。

3）糖代谢紊乱所致的并发症：①低血糖及高血糖。高血糖常见，主要是由葡萄糖溶液输注速度太快或机体的糖利用率下降所致。重症者应立即停用含糖溶液，输注低渗盐水（0.45%），降低血渗透压。同时输入胰岛素。②肝功能损害。主要是葡萄糖超负荷引起的肝脂肪变性。临床表现为血胆红素浓度升高及转氨酶升高。为减少这种并发症，应采用双能源，以脂肪乳剂替代部分能源，减少葡萄糖用量。

4）肠外营养本身引起的并发症：①胆囊内胆泥和结石形成。尽早改用 EN 是预防胆石的最有效措施。②胆汁淤积及肝酶谱升高。全肠外营养（TPN）减量或停用（改用 EN）可使肝功能恢复。③肠屏障功能减退。肠道缺少食物刺激和体内谷氨酰胺缺乏是使肠屏障功能减退的主要原因。应尽早改用 EN，补充谷氨酰胺。

（3）感染性并发症

1）表现：主要是导管性脓毒症。表现为突发寒战、高热，重者可致感染性休克。

2）处理：①先做输液袋内液体的细菌培养及血培养，更换新的输液。②观察 8 小时，若仍发热，则拔除中心静脉导管，并做导管头培养。一般拔管后不必用药，发热可自退。③若 24 小时后发热仍不退，则应选用抗生素。

【名师助记】

肠内营养和肠外营养的适应证、肠外营养的置管途径及并发症的处理是考试的热点。

【仿真自测】

1. 全胃肠外营养的指征不包括
   A. 短肠综合征
   B. 大面积烧伤
   C. 急性坏死性胰腺炎
   D. 溃疡性结肠炎急性期
   E. 肢体外伤性失血
2. 实施肠外营养最严重的并发症是
   A. 气胸
   B. 空气栓塞
   C. 低钾血症
   D. 高血糖致高渗性非酮性昏迷
   E. 导管性脓毒症
3. 长期肠外营养支持者,应选择的穿刺血管是
   A. 颈内静脉
   B. 大隐静脉
   C. 颈外静脉
   D. 足背静脉
   E. 头静脉
4. 肠内营养并发症与输入速度及输液浓度有关的是
   A. 误吸
   B. 腹胀、腹泻
   C. 肠炎
   D. 肠道细菌移位
   E. 胆囊结石

[答案] 1. E 2. B 3. A 4. B

第三节 感 染

一、软组织急性化脓性感染

【自测摸底】

引起皮下急性蜂窝织炎的常见细菌是

A. 金黄色葡萄球菌　B. 乙型溶血性链球菌
C. 大肠埃希菌　D. 铜绿假单胞菌
E. 拟杆菌

【名师精讲】

（一）疖

1. 病因　疖是单个毛囊及其周围组织的急性化脓性感染。致病菌以金黄色葡萄球菌为主。

2. 临床特点　局部皮肤有红、肿、痛的小硬结，触之稍有波动感，中心处出现黄白色脓栓。面疖特别是鼻、上唇及周围所谓“危险三角区”的疖如果受到挤压，易引起化脓性海绵状静脉窦炎，表现为颜面肿胀、寒战、高热、头痛、呕吐、昏迷等。

3. 治疗

（1）早期促使炎症消退：红肿阶段可选用热敷、红外线等理疗措施。

（2）局部化脓时及早排脓：疖顶见脓点或有波动感时将脓栓剔出，禁忌挤压。

（3）抗菌治疗：若有全身症状，可选用青霉素等抗菌药物治疗。

（二）痈

1. 病因　邻近的多个毛囊的急性化脓性感染，有多个脓头。致病菌以金黄色葡萄球菌为主。

2. 临床特点　局部红肿隆起，质地坚韧，边界不清，中央有多个脓栓，可有明显全身症状。感染区破溃可形成蜂窝状疮口。血常规示白细胞计数、中性粒细胞比例升高。严重者可致脓毒血症危及生命。

3. 治疗 及时使用青霉素。初期仅有红肿时,可用50%硫酸镁湿敷。已出现多个脓点、表面紫褐色或已破溃流脓时,须麻醉下作“+”或“++”形切口切开引流,切口线应超出病变边缘皮肤,深达筋膜。

临床上疖和痈的鉴别见表2-4。

表2-4 疖和痈的鉴别

鉴别要点	疖	痈
定义	单个毛囊的急性化脓性感染,糖尿病患者易发生	多个相邻毛囊急性化脓性感染,也可由多个疖融合而成
致病菌	金黄色葡萄球菌	金黄色葡萄球菌
局部表现	红、肿、痛的小硬结	多个脓头,晚期破溃,疮口呈蜂窝状
处理	①局部热敷;②位于“危险三角区”的疖严禁挤压,以免引起化脓性海绵状静脉窦炎	①青霉素;②“+”或“++”形切口切开引流,超出病变边缘皮肤,深达筋膜

(三)急性蜂窝织炎

1. 病因 致病菌多为溶血性链球菌、金黄色葡萄球菌及大肠埃希菌等。组织质地疏松,病菌释放毒素,使病变扩展较快。

2. 临床特点 局部红、肿、热、痛,红肿边缘界限不清。邻近病变部位的淋巴结常有肿痛。血常规示白细胞计数升高。

3. 治疗 先用青霉素治疗,疑有厌氧菌感染时加用甲硝唑。早期药膏敷贴,若病变进展,形成脓肿,应切开引流;口底及下颌下急性蜂窝织炎应及早切开减压,以防喉头水肿、压迫气管。

(四)丹毒

1. 病因 丹毒是皮肤淋巴管网的急性炎症感染,为乙型溶血性链球菌侵袭所致。

2. 临床特点 病变于下肢多见,为片状皮肤红疹,中间稍淡,境界较清楚。局部有烧灼样疼痛,附近淋巴结常肿大、有触痛。可致淋巴水肿,局部皮肤粗厚,肢体肿胀,甚至发展成象皮肿。

3. 治疗 卧床休息,抬高患肢。局部用50%硫酸镁湿热敷。全身应用抗菌药物。

临床上急性蜂窝织炎和丹毒的鉴别见表2-5。

表2-5 急性蜂窝织炎和丹毒的鉴别

鉴别要点	急性蜂窝织炎	丹毒
定义	疏松结缔组织的急性化脓性感染	皮肤淋巴管网的急性非化脓性炎症
致病菌	溶血性链球菌(多见)	溶血性链球菌
部位	皮下、筋膜下、肌间隙或深部蜂窝组织	病变多见于下肢
表现	①患处局部红、肿、热、痛,继之炎症迅速沿皮下向四周扩散,肿胀越发明显,红肿边界不清楚;②下颌下蜂窝织炎最严重的并发症是呼吸困难,甚至窒息	①片状皮肤红疹,色鲜红,中间稍淡,境界清楚;②下肢丹毒反复发作可导致淋巴水肿(象皮肿)
治疗	①抗菌治疗,采取新青霉素或头孢类抗生素;②局部处理,早期用50%硫酸镁湿敷、鱼石脂软膏;③脓肿形成应切开排脓	①卧床休息,抬高患肢;②全身应用抗生素,局部以50%硫酸镁湿热敷

（五）甲沟炎、脓性指头炎

1. 病因 致病菌多为金黄色葡萄球菌。

2. 临床特点 甲沟处红肿、疼痛，加重时可有波动感或出脓。初起时，末节手指指头有针刺样痛，肿胀。感染加重时，神经末梢因受压和营养障碍而麻痹，指头疼痛反而减轻；皮色由红转白，反映局部组织趋于坏死；末节指骨常发生骨髓炎。

3. 治疗 初发时，应悬吊前臂，平置患手，避免下垂以减轻疼痛。给予青霉素等抗菌药物。若患指剧烈疼痛、肿胀明显，伴有全身症状，应当及时切开引流。选用末节指侧面作纵切口，远侧不超过甲沟，近侧不超过指节横纹；脓腔较大则宜做对口引流，放置橡皮片。

【名师助记】

单囊为疖多囊痈——单个毛囊为疖；多个毛囊为痈。

金葡三角颅内感——"危险三角区"的疖可导致颅内感染。

乙型淋巴管丹毒——丹毒是由乙型溶血性链球菌引起的皮肤淋巴管网的感染。

蜂窝淋巴管链葡——急性蜂窝织炎和淋巴管炎的常见致病菌是溶血性链球菌和金黄色葡萄球菌。

【仿真自测】

1. 关于痈的治疗，以下叙述正确的是

A. 初期只有红肿时，采用热敷治疗

B. 当表面紫褐色已破溃流脓时，不必切开

C. 切开引流时作"+"形切口

D. 切口应达病变边缘皮肤

E. 切口应深达筋膜深面

［答案］1. C

2. 男，18岁。右下肢局部红肿，伴发热。查体：右小腿皮肤片状红疹，颜色鲜红，中间较淡，边缘清楚，隆起，皮温增高。最可能的诊断是
   A. 疖　　B. 痈
   C. 急性蜂窝织炎　　D. 丹毒
   E. 急性淋巴结炎
3. 男，18岁。右示指甲沟炎加剧1周，发热，指头剧烈肿胀，跳痛。最恰当的处置是
   A. 热盐水浸泡，每次30分钟
   B. 全身应用抗生素
   C. 患指局部注射抗生素
   D. 患指侧面纵行切开
   E. 患指做鱼头口状切开
4. 男，70岁。上唇一个毛囊尖处出现红肿、疼痛的结节，中央部有灰黄色小脓栓形成。错误的处理是
   A. 休息　　B. 外敷鱼石脂膏
   C. 挤出脓栓，以利引流　　D. 应用抗生素
   E. 湿热敷

二、全身化脓性感染

【自测摸底】

引起化脓性感染，脓液量多、淡红色、稀薄的病原菌是
A. 大肠埃希菌　　B. 拟杆菌
C. 铜绿假单胞菌　　D. 溶血性链球菌
E. 金黄色葡萄球菌

[答案] 2. D　3. D　4. C

【名师精讲】

脓毒症:因致病菌在血中大量繁殖、释放毒素引起的全身性炎症反应。重症或治疗不及时的脓毒症可发展为感染性休克。

（一）病原菌

病原菌多为革兰氏阴性杆菌,革兰氏阳性球菌感染相对少见。

1. 革兰氏阴性杆菌　产生内毒素及炎症介质,症状严重,可发生“三低”现象(低温、低白细胞、低血压)和感染性休克。

2. 革兰氏阳性球菌　金黄色葡萄球菌倾向于血液播散,所致的脓毒症多有高热、局部脓肿,易形成转移性脓肿和引发休克。

3. 无芽孢厌氧菌　脓液有粪臭样恶臭。常见病原菌为拟杆菌、梭形杆菌等。

4. 真菌　条件性感染。内脏形成肉芽肿或坏死灶。

（二）诊断

1. 主要依据　临床表现和实验室检查等。

(1) 骤起寒战、高热(40~41℃),早期多为稽留热,后期多为弛张热。

(2) 头痛、头晕、恶心、呕吐、神志障碍。

(3) 心率加快、脉搏细速、少尿、呼吸急促或困难。

(4) 肝脾可肿大,严重者出现黄疸或皮下出血、瘀斑等。

(5) 在体内形成转移性脓肿,厌氧菌感染的脓液有恶臭。

(6) 严重者可有多器官功能不全甚至衰竭。

(7) 白细胞计数多明显升高。

2. 确定致病菌

(1) 寒战、发热时抽血进行细菌培养,较易发现细菌。

（2）对多次血液细菌培养阴性者，应考虑厌氧菌或真菌性脓毒症。

（三）治疗

1. 原发感染灶的处理 及时、彻底。

2. 抗菌药物的应用 联合两种抗生素。对真菌性脓毒症，应用窄谱抗生素，并全身应用抗真菌药物。

3. 支持疗法 补充血容量、输注新鲜血、纠正低蛋白血症等。

4. 对症治疗。

【仿真自测】

（1~2 题共用备选答案）

A. 金黄色葡萄球菌 B. 溶血性链球菌

C. 大肠埃希菌 D. 铜绿假单胞菌

E. 变形杆菌

1. 脓液黏厚，有恶臭或粪臭，其病原菌可能是

2. 常伴有转移性脓肿的病原菌是

三、破伤风

【自测摸底】

对下列破伤风患者的处理措施错误的是

A. 伤口局部可用 3% 过氧化氢溶液冲洗

B. 避免骚扰患者

C. 连续应用破伤风类毒素

D. 交替使用镇静、解痉药

E. 痉挛发作不易控制者，可用 2.5% 硫喷妥钠缓慢静脉注射

［答案］1. E 2. A

【名师精讲】

（一）病原学

破伤风的病原菌是破伤风梭菌，可有芽孢，革兰氏染色阳性。在缺氧环境中，破伤风梭菌的芽孢发育为增殖体，迅速繁殖并产生大量外毒素，主要是痉挛毒素，抑制突触释放抑制性神经递质。

（二）症状

典型症状为阵发性强烈痉挛，咀嚼肌最先受累，最后为膈肌。表现为张口困难、苦笑面容、角弓反张。强烈的肌痉挛可使肌断裂，甚至发生骨折。膀胱括约肌痉挛可引起尿潴留。持续的呼吸肌和膈肌痉挛可造成呼吸骤停。

（三）治疗

1. 伤口处理　充分引流，局部用3%过氧化氢溶液冲洗。

2. 抗毒素的应用　中和游离的毒素。用药前应做过敏试验。

3. 防治痉挛

（1）患者入院后，应住隔离病室，避免光、声等刺激。

（2）避免骚扰患者。

（3）据病情可交替使用镇静、解痉药物，以减少患者的痉挛和痛苦。病情轻者用安定5mg口服或10mg静脉滴注。病情较重者可用冬眠1号合剂（由氯丙嗪、异丙嗪各50mg，哌替啶10mg及5%葡萄糖250ml配制而成）静脉缓慢滴入，但低血容量时忌用。

（4）痉挛发作频繁不易控制者可用2.5%硫喷妥钠缓慢静脉注射，每次0.25~0.5g，但要警惕发生喉头痉挛和呼吸抑制。

（5）痰多、抽搐频繁、用强力镇静药者应做气管切开，比较安全。

4. 注意防治并发症　主要并发症在呼吸道；防止发作时掉下床、骨折、咬伤舌等。对抽搐频繁、药物又不易控制的严重患者，应尽早进行气管切开。

5. 青霉素抗感染。

（四）预防

创伤后早期彻底清创是预防破伤风发生的关键；被动免疫法常为注射破伤风抗毒素（TAT）。

【名师助记】

破伤风为厌氧性伤口感染破伤风梭菌，产生痉挛毒素，首先累及咀嚼肌，典型表现为角弓反张，对患者精神无影响。抗毒素是主要治疗手段，但需进行皮试。

【仿真自测】

1. 男，8岁。右足底被铁锈钉刺伤12天，出现张口困难，继之出现苦笑面容、角弓反张，声响及触碰患者可诱发上述症状，神志清楚，无发热。对患者威胁最大的是
   A. 肌肉断裂
   B. 骨折
   C. 尿潴留
   D. 营养障碍
   E. 持续的呼吸肌痉挛
2. 下列关于破伤风的描述正确的是
   A. 颈部肌肉强烈收缩最早出现
   B. 光线不能诱发全身肌肉抽搐
   C. 严重者神志不清
   D. 可出现尿潴留
   E. 不会发生骨折

［答案］1. E　2. D

第四节 创 伤

一、机械性损伤

【自测摸底】

下列不影响术后伤口愈合的是

A. 术中过多使用电灼止血　B. 伤口张力过大
C. 止血不充分　D. 留置引流
E. 伤口边缘内翻

【名师精讲】

（一）分类

1. 按伤后皮肤完整性分类

（1）闭合伤：皮肤保持完整，无开放性伤口者称闭合伤。

（2）开放伤：有皮肤破损者称开放伤。开放伤及胸、腹内脏伤常并发感染。在开放伤中，又可根据伤道类型再分为四类。①贯通伤：既有入口又有出口者；②非贯通伤（盲管伤）：只有入口没有出口者；③切线伤：致伤物沿体表切线方向擦过所致的沟槽状损伤；④反跳伤：入口和出口在同一点。

2. 按伤情轻重（伤势）分类

（1）轻伤：局部软组织伤，暂时失去作业能力，但仍可坚持工作，无生命危险，或只需小手术者。

（2）中等伤：广泛软组织伤、上下肢开放性骨折、肢体挤压伤、机械性呼吸道阻塞、创伤性截肢及一般的腹腔脏器伤等，丧失作业能力和生活能力，需手术，但一般无生命危险。

（3）重伤：危及生命或治愈后有严重残疾者。

（二）创伤的诊断、伤口的判断

1. 受伤史　详细的受伤史对了解损伤机制和估

计伤情发展有重要价值。

2. 辅助检查

（1）实验室检查：首先是常规检查。血常规和血细胞比容、尿常规、血生化及肝功能检测等。

（2）穿刺和导管检查：诊断性穿刺能迅速确诊。胸腔穿刺可明确血胸或气胸；腹腔穿刺可证实内脏破裂、出血；导尿或灌洗可诊断尿路损伤；监测中心静脉压可辅助判断血容量和心功能；心包穿刺可证实心包积液和积血。

（3）影像学检查：X 线平片和 B 超检查，重症伤员可在床旁进行。必要时做 CT 检查。

3. 创伤检查的注意事项和伤口的判断

（1）发现危重情况如窒息、大出血、心搏骤停等，必须立即抢救。

（2）检查步骤尽量简捷，询问病史和体格检查可同时进行。

（3）重视症状明显的部位，同时应仔细寻找比较隐蔽的损伤。

（4）接收批量伤员时，不可忽视异常安静的患者。

（5）一时难以诊断清楚的损伤，应在对症处理过程中密切观察，争取尽早确诊。

（三）清创术

清创术的目的是将污染伤口变成清洁伤口。伤后 6~8 小时内清创可达一期愈合。清创术的步骤如下：

1. 无菌敷料覆盖伤口，用无菌刷和肥皂液清洗周围皮肤。

2. 去除伤口敷料后取出异物、血块，用生理盐水反复冲洗。

3. 铺无菌巾。

4. 沿原伤口切除创缘皮肤 1~2mm，必要时可扩大伤口，全肢体部位应沿纵轴切开，经关节的切口应做

“S”形切开。

5. 切除失活的组织。

6. 彻底止血。

7. 生理盐水反复冲洗，污染重者可用3%过氧化氢溶液清洗后再用生理盐水冲洗。

8. 伤后时间短和污染轻的伤口可予缝合，但缝合不宜过密、过紧，以伤口边缘对合为度，必要时引流，缝合后消毒包扎，必要时固定制动。

若伤口污染较多或已超过8～12小时，但未发生明显感染，或头面部、颈部虽有轻度感染，仍可一期缝合，留置盐水纱条引流。可能感染者延期缝合。

（四）急救及治疗

1. 急救　急救的目的是挽救生命。必须优先抢救的急症主要包括心搏、呼吸骤停，窒息，大出血，张力性气胸和休克等。

（1）复苏：心搏、呼吸骤停时，应立即采取针对心、肺、脑的复苏措施，迅速行初步生命支持。

（2）通气

1）手指掏出：用于颌面部伤所致的口腔内呼吸道阻塞。

2）抬起下颌：用于颅脑伤舌根后坠及伤员深度昏迷而窒息者。

3）环甲膜穿刺或切开：可用粗针头作环甲膜穿刺。

4）气管插管。

5）气管切开。

（3）止血：动脉出血呈鲜红色，速度快，呈间歇性喷射状；静脉出血为暗红色，持续涌出；毛细血管损伤多为渗血，呈鲜红色，自伤口缓慢流出。

1）指压法：用手指压迫动脉经过骨骼表面的部位，达到止血目的。如头颈部大出血，可压迫一侧颈总动脉、颞动脉或上颌动脉；上臂出血可根据伤部压迫腋动脉或肱动脉；下肢出血可压迫股动脉等。

2）加压包扎法：最为常用。一般小动脉和静脉损伤出血均可用此法止血。包扎后将伤肢抬高，以增加静脉回流和减少出血。

3）填塞法：用于肌肉、骨端等渗血。此法止血不够彻底，且可能增加感染机会。

4）止血带法：用于四肢伤大出血加压包扎止血无效的情况。使用止血带时，接触面积应较大，以免造成神经损伤。止血带的位置应靠近伤口的最近端。应注意：①不必缚扎过紧；②每隔 1 小时放松 1~2 分钟，使用时间不超过 4 小时；③上止血带的伤员必须有显著标志，并注明启用时间，优先运送；④松解止血带之前，应先输液或输血，准备好止血用器材，然后再松止血带；⑤因止血带使用致远端肢体坏死者，应在原止血带的近端加上新止血带，然后再行截肢术。

（4）包扎：外露污染的骨折断端或腹内脏器不可轻易还纳。若腹腔组织脱出，应先用干净器皿保护后再包扎，不要将敷料直接包扎在脱出的组织上面。

（5）固定：固定范围一般应包括骨折处远端和近端的两个关节。伤口出血者，应先止血并包扎，然后再固定。外露的骨折端不要还纳伤口内，固定的夹板不可与皮肤直接接触，须垫衬物。

（6）搬运：对骨折伤员，特别是脊柱损伤的伤员，搬运时必须保持伤处稳定，以免加重损伤。

2. 进一步救治

（1）判断伤情

1）第一类：致命性创伤，短时紧急复苏，手术。

2）第二类：生命体征尚平稳，观察或复苏 1~2 小时，做好交叉配血及必要的检查，做好手术准备。

3）第三类：潜在性创伤，可能需要手术，应继续密切观察,并做进一步检查。

(2) 呼吸支持:维持呼吸道通畅,必要时行气管插管或气管切开,保持足够有效的供氧。

(3) 循环支持:主要是积极抗休克。对循环不稳定或休克伤员应建立一条以上静脉输液通道,必要时可考虑做锁骨下静脉或颈内静脉穿刺,或周围静脉切开插管。在扩充血容量的基础上,可酌情使用血管活性药物。髂静脉或下腔静脉损伤及腹膜后血肿者,禁止经下肢静脉输血或输液,以免伤处出血增加。对心搏骤停者,应立即行胸外心脏按压、药物或电除颤起搏。心脏压塞者应立即行心包穿刺抽血。

(4) 镇静止痛和心理治疗。

(5) 防治感染:遵循无菌术操作原则,使用抗菌药物。开放性创伤需加用破伤风抗毒素。

(6) 密切观察:严密观察伤情变化,特别是对严重创伤怀疑有潜在性损伤的患者。

(7) 支持治疗:主要是维持水、电解质和酸碱平衡,保护重要脏器功能,并给予营养支持。

3. 闭合性创伤的治疗

(1) 浅部软组织挫伤临床表现为局部疼痛、肿胀、触痛,或有皮肤发红,继而转为皮下青紫瘀斑。常用物理疗法或包扎制动。如由强大暴力所致,须检查深部组织器官有无损伤。

(2) 闭合性骨折和脱位应先予以复位,然后固定制动。

4. 开放性创伤的处理

(1) 擦伤、表浅的小刺伤和小切割伤,可用非手术疗法。其他的开放性创伤均需手术处理。

(2) 清洁伤口一般伤后 8 小时内清创后可以直接缝合。开放性创伤早期为污染伤口可行清创术,直接缝合或者延期缝合。感染伤口先要引流。

（3）开放性创伤者应于伤后12小时内注射破伤风抗毒素。污染和感染伤口还要根据伤情和感染程度考虑使用抗菌药物。

（五）影响创伤愈合的因素

1. 愈合类型

（1）一期愈合：以原来细胞为主，仅含少量纤维组织，局部无感染、血肿或坏死组织，结构和功能修复良好。多见于损伤程度轻、范围小、无感染的伤口或创面。

（2）二期愈合：以纤维组织修复为主，不同程度地影响结构和功能恢复。多见于损伤程度重、范围大、坏死组织多、感染而未经合理处理的伤口。

2. 影响创伤愈合的因素

（1）局部因素：主要是伤口感染和创伤范围、局部血液循环障碍和处理失当。

（2）全身因素：主要是营养不良、大量使用细胞增生抑制剂、免疫功能低下和全身并发症等。

【仿真自测】

1. 关于手外伤清创术的处理原则，下列不正确的是
   A. 力争在6~8小时内进行
   B. 最好在气囊止血带下进行
   C. 有张力的情况下，勉强缝合伤口
   D. 创口方向纵行越过关节或与指蹼边缘平行时，应采用“Z”字成形术
   E. 软组织缺损较大有骨外露时，最好用游离植皮术

［答案］1. C

2. 某患者因车祸被抬入急救室，CT 显示颅内有血肿，量约 30ml，合并下颌骨开放性骨折，并有舌后坠。抢救原则首选
A. 降低颅内压
B. 下颌骨结扎固定
C. 补充血容量
D. 保持呼吸道通畅
E. 开颅手术

3. 男，20 岁。右大腿刀刺伤 18 小时，刀口处红肿，有渗出液。目前最适当的治疗措施是
A. 清创缝合
B. 抗生素治疗
C. 理疗
D. 清理伤口后换药
E. 局部固定

二、烧伤

【自测摸底】

1. 按照新九分法计算烧伤面积，躯干和会阴占全身面积的
A. 25%
B. 27%
C. 30%
D. 32%
E. 35%

2. 女，35 岁，体重 50kg。Ⅱ度以上烧伤面积占 40%。第一个 24 小时的前 8 小时内补液量为
A. 1 000ml
B. 1 500ml
C. 2 000ml
D. 2 500ml
E. 3 000ml

［答案］2. D 3. D

【名师精讲】

（一）面积计算与深度判定

1. 烧伤面积的估算

（1）九分法：按体表面积划分为11个9%的等份，另加1%，构成100%的体表面积（表2-6）。

表2-6　体表面积九分法

<table>
<tr><th colspan="3">部位</th><th>占成人体表面积百分比/%</th><th>占儿童体表面积百分比/%</th></tr>
<tr><td rowspan="3">头颈</td><td>发部</td><td>3</td><td rowspan="3">9</td><td rowspan="3">9+(12−年龄)</td></tr>
<tr><td>面部</td><td>3</td></tr>
<tr><td>颈部</td><td>3</td></tr>
<tr><td rowspan="3">双上肢</td><td>双上臂</td><td>7</td><td rowspan="3">9×2</td><td rowspan="3">9×2</td></tr>
<tr><td>双前臂</td><td>6</td></tr>
<tr><td>双手</td><td>5</td></tr>
<tr><td rowspan="3">躯干</td><td>躯干前</td><td>13</td><td rowspan="3">9×3</td><td rowspan="3">9×3</td></tr>
<tr><td>躯干后</td><td>13</td></tr>
<tr><td>会阴</td><td>1</td></tr>
<tr><td rowspan="4">双下肢</td><td>双臀</td><td>5*</td><td rowspan="4">9×5+1</td><td rowspan="4">9×5+1−(12−年龄)</td></tr>
<tr><td>双大腿</td><td>21</td></tr>
<tr><td>双小腿</td><td>13</td></tr>
<tr><td>双足</td><td>7*</td></tr>
</table>

注：* 成年女性的臀部和双足各占6%。

（2）手掌法：不论性别、年龄，患者并指的掌面约占体表面积的1%。

2. 烧伤深度的识别　Ⅰ度、浅Ⅱ度烧伤一般称浅度烧伤；深Ⅱ度和Ⅲ度烧伤则属深度烧伤（表2-7）。

表 2-7 烧伤分度

烧伤程度	烧伤范围	临床表现	预后
Ⅰ度烧伤	仅伤及表皮浅层，生发层健在	表面红斑状、干燥，烧灼感	3～7天脱屑痊愈，短期内有色素沉着
浅Ⅱ度烧伤	伤及表皮的生发层、真皮乳头层	局部红肿明显、大小不一的水疱形成，水疱皮如剥脱，创面红润、潮湿，疼痛明显	如不感染，1～2周内愈合，一般不留瘢痕，多数有色素沉着
深Ⅱ度烧伤	伤及皮肤的真皮层	也可有水疱，但去疱皮后，创面微湿、红白相间，痛觉较迟钝	由于真皮层内有残存的皮肤附件，可赖其上皮增殖形成上皮小岛，修复需3～4周。但常有瘢痕增生
Ⅲ度烧伤	全皮层烧伤甚至达到皮下、肌肉或骨骼	创面无水疱，呈蜡白或焦黄色甚至炭化，痛觉消失，局部温度低，皮层凝固性坏死后形成焦痂，触之如皮革，痂下可显树枝状栓塞的血管	无上皮再生的来源，必须靠植皮

3. 烧伤严重性分度

（1）轻度烧伤：Ⅱ度烧伤面积在10%以下。

（2）中度烧伤：Ⅱ度烧伤面积为10%～30%，或Ⅲ度烧伤面积不足10%。

（3）重度烧伤：烧伤总面积为30%～50%，或Ⅲ度烧伤面积为10%～20%，或Ⅱ度、Ⅲ度烧伤面积不足上述百分比，但已发生休克等并发症、呼吸道烧伤和较重的复合伤。

（4）特重度烧伤：烧伤总面积在50%以上，或Ⅲ度烧伤在20%以上，或有严重并发症。

（二）现场急救与治疗

1. 迅速脱离热源　避免双手扑打火焰。热液浸渍的衣裤可以冷水冲淋后剪开取下，避免强力剥脱。小面积烧伤立即用清水连续冲洗或浸泡。

2. 保护受伤部位　用干净敷料保护，或行简单包扎后送医院处理。避免用有色药物涂抹。

3. 维护呼吸道通畅　合并CO中毒者应移至通风处，必要时应吸入氧气。

4. 其他救治措施

（1）大面积严重烧伤休克期就近输液抗休克或加做气管切开，必须转送者应途中继续输液，保证呼吸道通畅。高度口渴、烦躁不安者常提示休克严重，应加快输液，只可少量口服盐水。

（2）疼痛剧烈可酌情使用哌替啶等，已有休克者，需经静脉滴注，但应注意避免抑制呼吸中枢。

5. 注意有无复合伤　对大出血、开放性气胸、骨折等应先施行相应的急救处理。

（三）初期处理与补液方法

1. 入院后的初期处理

（1）轻度烧伤应剃净创周毛发，清洁健康皮肤，创面可用1∶1 000苯扎溴铵或1∶2 000氯己定清洗、移除异物。浅Ⅱ度水疱皮应予保留，水疱大者，可用消毒空针抽去水疱液；深度烧伤的水疱皮应予清除。如果用包扎疗法，内层用油质纱布，外层用吸水敷料均匀包扎，包扎范围应超过创周5cm。面、颈与会阴部烧伤不适合包扎处，则予暴露。一般可不用抗生素。

（2）中、重度烧伤应按下列程序处理：①监测生命体征，严重呼吸道烧伤需及早行气管切开；②立即建立静脉输液通道；③留置导尿管，观察尿液；④清创，估算烧伤面积、深度，应注意有无Ⅲ度环状焦痂的压迫，如有，应切开焦痂减压；⑤广泛大面积烧伤一般采用暴露疗法；⑥制订第一个24小时的输液计划。

（3）创面污染重或有深度烧伤者，均应注射破伤风抗毒素，并用抗生素治疗。

2. 补液方法 Ⅱ度、Ⅲ度烧伤应及时补液。

（1）早期补液方案：伤后第一个24小时，每1%烧伤面积补液1.5ml（儿童2.0ml）/kg。胶体溶液：电解质溶液=0.5∶1，广泛深度烧伤者与儿童烧伤者，其比例可改为0.75∶0.75。另加5%葡萄糖溶液2 000ml补充水分（儿童另按年龄、体重计算）。总量的一半应于伤后8小时内输入。第二个24小时，胶体溶液和电解质溶液为第一个24小时的一半，水分补充仍为2 000ml。

电解质溶液、胶体溶液和水分应交叉输入。

紧急抢救时，可暂用右旋糖酐和羟乙基淀粉等血浆代用品，不宜超过1 000ml，并尽快以血浆取代。

广泛深度烧伤者，常伴有较严重的酸中毒和血红蛋白尿，在输液成分中可增配1.25%的碳酸氢钠。

（2）休克期的观察指标：①成人每小时尿量不低于20ml，儿童每千克体重每小时不低于1ml；②患者安静，无烦躁不安；③无明显口渴；④脉搏、心搏有力，脉率在120次/min以下；⑤收缩压维持在90mmHg、脉压在 20mmHg 以上；⑥呼吸平稳。

如出现血压低、尿量少、烦躁不安等现象，则应加快输液速度。

（四）烧伤全身性感染

烧伤全身性感染常由于肠源性感染继发肺部感染引起。另外，静脉导管感染是最常见的医源性感染。

临床表现：性格改变、体温骤然变化、心率加快、呼吸急促、烧伤创面骤变、白细胞变化等。其主要致病菌是革兰氏阴性杆菌。

【名师助记】

333（头、面、颈），567（双手、前臂、上臂），13/13/21（前胸、后背、双大腿），小腿 13 双足 7，双臀是 5 会阴 1（男性臀 5 足 7，女性臀 6 足 6）。1 表 2 真 3 肌肉（Ⅰ度烧伤一般局限于表皮层，Ⅱ度烧伤累及真皮层，Ⅲ度烧伤深入肌层），1 红 2 疱 3 黑痂（Ⅰ度烧伤表面会有红斑，Ⅱ度烧伤常有水疱，Ⅲ度烧伤多为黑痂）。

【仿真自测】

1. 男，40 岁，体重 60kg。右上肢肩关节以下、右下肢膝关节以下烧伤，深度为浅Ⅱ度至深Ⅱ度，右足部烧伤深度为Ⅲ度。该患者的烧伤总面积为
   A. 20%　　B. 38%
   C. 37%　　D. 19%
   E. 18%
2. 浅Ⅱ度烧伤的创面特征是
   A. 局部红肿　　B. 局部水疱
   C. 红白相间　　D. 可见网状栓塞血管
   E. 焦黄无水疱

［答案］1. D　2. B

3. 11 个月男婴，Ⅱ度烧伤面积为 10%，体重 10kg，额外丢失液量为

A. 100ml B. 150ml
C. 200ml D. 250ml
E. 300ml

4. 男，25 岁，体重约 60kg。烧伤后 2 小时入院。Ⅱ度烧伤面积共约 40%。第一个 24 小时应输入的液体总量约为

A. 2 400ml B. 3 400ml
C. 4 600ml D. 5 600ml
E. 6 500ml

5. 男，18 岁。右足和右小腿被开水烫伤，有水疱，伴剧痛。创面基底部肿胀发红。该患者烧伤面积和深度的诊断为

A. 5% 浅Ⅱ度 B. 5% 深Ⅱ度
C. 10% 浅Ⅱ度 D. 10% 深Ⅱ度
E. 15% 浅Ⅱ度

第五节 乳 房 疾 病

一、急性乳腺炎

【自测摸底】

急性乳腺炎的首发症状为

A. 局部硬块 B. 搏动性疼痛
C. 发热 D. 患侧腋窝淋巴结肿大
E. 乳房肿胀、疼痛

[答案] 3. C 4. D 5. C

【名师精讲】

（一）病因

1. 乳汁淤积　按时哺乳、避免淤乳是预防的基础。

2. 细菌侵入　乳头皮肤破损使细菌沿淋巴管或输乳管入侵是感染的主要途径，主要致病菌是金黄色葡萄球菌，其次为链球菌。

（二）临床表现

感染最常发生在初产妇，可见于哺乳的最初3~4周或断乳期间。

1. 早期　局部红、肿、热、痛，伴发热、乏力等全身症状。

2. 进展期　全身炎症表现加重，寒战、高热、心率加快，可有患侧腋窝淋巴结肿大、压痛，白细胞计数明显升高。

3. 后期　脓肿形成，向外破溃，或向周围疏松组织破溃形成乳房后脓肿，严重者可并发脓毒症。

（三）诊断

1. 乳房局部表现有红、肿、热、痛，同侧淋巴结肿大、质韧、有压痛，有全身性炎症表现。

2. 血常规示白细胞计数及中性粒细胞比例升高。

3. 炎症早期乳汁细菌培养或脓肿形成后穿刺抽出脓液，行细菌培养和药敏试验可有阳性发现。

（四）治疗

健侧哺乳。患侧应停止哺乳且排空乳汁。若感染严重或并发乳瘘，则须停止泌乳。终止泌乳常用的药物有口服溴隐亭、肌内注射苯甲酸雌二醇。

1. 脓肿形成前即蜂窝织炎期以抗生素治疗为主，多应用青霉素、头孢菌素。

2. 脓肿形成后及时脓肿切开引流。注意事项：①良好麻醉；②触诊不清时于压痛明显处穿刺定位；③依脓肿部位选择放射状切口或乳晕边缘弧形切口，避免损伤乳管，深部或乳房后脓肿选择乳房下缘弧形切口及对口引流;④切开后以手指打通各脓腔以保证充分引流;⑤脓腔较大时于最低处做对口引流。

（五）预防

预防的关键是定时哺乳,每次哺乳后应将乳汁吸空从而避免乳汁淤积,防止乳头损伤,保持乳头清洁。

【名师助记】

乳汁淤积和金黄色葡萄球菌入侵是最主要的病因,乳房红肿、胀痛,常可形成波动明显的脓肿。脓肿形成前用抗生素治疗,脓肿形成后以切开引流为关键。

【仿真自测】

1. 乳房后脓肿切开引流最好采用的切口是
   A. 乳房表面放射状切口
   B. 乳房表面横切口
   C. 乳晕下缘弧形切口
   D. 乳房下缘弧形切口
   E. 乳房外侧斜切口
2. 急性乳腺炎的病因不包括
   A. 乳头内陷　B. 乳汁过多
   C. 乳管不通　D. 乳房淋巴管阻塞
   E. 婴儿吸乳少

二、乳腺囊性增生病

【自测摸底】

女,26岁。近月来出现明显乳房胀痛,并可触及触痛包块,月经期更明显。最可能的诊断是
A. 乳腺癌　B. 乳腺炎
C. 乳腺纤维瘤　D. 乳腺囊性增生病
E. 乳管内乳头状瘤

［答案］1. D　2. D

【名师精讲】

（一）概述

乳腺囊性增生病亦称乳腺病，常见于25~40岁女性。

病因为女性体内激素代谢障碍，尤其是雌、孕激素比例失调而导致的乳腺实质增生过度和修复不全。

（二）临床特点和诊断

乳房胀痛和肿块，疼痛与月经周期相关。触诊时可触及乳腺不同程度增厚，肿块质韧而不硬，与周围分界不明显，腋窝淋巴结一般无肿大。

（三）治疗

一般不需治疗。对局限性增生有明显肿块者和有乳腺癌高危因素者，应定期复查，一般在月经结束5~7天复查。疑为乳腺癌时可做穿刺活检。

【名师助记】

与月经周期有关的乳房肿块及疼痛是诊断乳腺囊性增生病的关键。

【仿真自测】

女，27岁。双侧乳房周期性胀痛3年，并可触及不规则包块，伴有触痛，月经过后疼痛缓解，包块略缩小。考虑可能是

A. 乳腺癌　B. 乳腺炎
C. 乳腺纤维瘤　D. 乳腺囊性增生病
E. 乳管内乳头状瘤

三、乳腺纤维腺瘤

【名师精讲】

（一）临床特点

多发生于20~40岁女性。病因为乳腺小叶内纤

［答案］D

维细胞对雌激素的敏感性异常增高。好发于乳房的外上象限,肿块增大缓慢,质韧,边界清楚,表面光滑,易活动;月经周期对肿块大小影响不大。

(二)诊断

1. 纤维腺瘤表现为具有一定弹性、典型的圆形肿块,表面光滑,易活动。月经周期对肿块大小无影响。

2. 乳腺 B 超示肿块形态规整,边界清晰,边缘光滑、整齐,内部回声均质,血流信号检出率低。

3. 穿刺活检或切除活检可以确诊。

(三)治疗

手术切除是唯一的治疗方法。因妊娠可能使肿块增大,故对可扪及的肿瘤,妊娠前一般应手术。

【名师助记】

光滑、质韧、橡皮球样、可活动的乳房良性肿瘤,多见于外上象限。手术治疗为首选。

四、乳腺癌

【自测摸底】

女,44 岁。左乳头瘙痒,伴乳晕发红、糜烂 2 个月。查体:双侧腋窝无肿大淋巴结,乳头分泌物涂片细胞学检查见癌细胞。该患者癌变的类型是

A. 乳头乳晕湿疹样癌　　B. 髓样癌

C. 炎性乳腺癌　　D. 黏液细胞癌

E. 大汗腺样癌

【名师精讲】

(一)高危因素

1. 激素水平　雌二醇和孕酮与乳腺癌的发生有直接关系。高水平的生长激素亦是乳腺癌的促发因素。

2. 月经状况　月经初潮早于 12 岁、绝经年龄晚于

50岁、经期长于35年均为危险因素。

3. 婚育状况 第一胎足月产在35岁以上或40岁以上未孕女性、反复的人工流产等。

4. 哺乳史 产后未哺乳者。

5. 乳腺疾病史 乳腺的不典型增生可能会进展为乳腺癌。

6. 遗传和家族史 *BRCA1* 和 *BRCA2* 是两种乳腺癌易患基因。

7. 饮食 高脂肪、高蛋白、高热量饮食。

8. 环境因素 电离辐射、低剂量诊断用射线、主动或被动吸烟易致乳腺癌。

9. 其他因素 生活精神刺激、忧郁、肥胖、病毒感染、糖尿病等易致乳腺癌。

（二）常见组织学类型及转移途径

1. 病理类型

(1) 非浸润性癌：导管内癌（导管原位癌）、小叶原位癌及乳头乳晕湿疹样癌。预后较好。

(2) 浸润性非特殊癌：浸润性小叶癌、浸润性导管癌、硬癌、单纯癌。分化较低，预后差，是最常见的类型。

(3) 浸润性特殊癌：乳头状癌、髓样癌、小管癌、腺样囊性癌、黏液腺癌、大汗腺样癌、鳞癌等。分化较高，预后尚好。

2. 转移途径

(1) 局部扩展：癌细胞沿导管或筋膜间隙蔓延，继而侵及 Cooper 韧带和皮肤。

(2) 淋巴转移：临床将肿瘤周边引流的第一组淋巴结称为前哨淋巴结，多是最早转移的部位。癌细胞也可转移到对侧腋窝淋巴结。

(3) 血行转移：临床上早期乳腺癌可能已有血行转移。最常见的远处转移部位依次为骨、肺、肝，局部疼痛常是主动就诊的原因，提示发生骨转移。

（三）临床表现和临床分期

1. 临床表现　包块多见于外上象限。患侧无痛单发的小肿块，肿块多质硬，不光滑，分界不清，活动度差，同侧腋窝可触及异常肿大的淋巴结。累及 Cooper 韧带出现“酒窝征”；邻近乳头、乳晕的癌肿侵入乳管可使乳头偏向肿块一侧，进而使乳头凹陷；若癌细胞堵塞皮下淋巴管，出现乳房“橘皮样变”。癌肿侵入胸肌筋膜，使胸肌不易推动，出现“铠甲胸”；皮肤可破溃形成伴恶臭、出血的溃疡。

特殊类型乳腺癌：

（1）炎性乳腺癌：发展迅速，恶性程度高，预后差。早期皮肤炎症样改变，之后整个乳房增大，皮肤红肿、“橘皮样变”，皮温升高，乳房内无明显肿块，同侧腋窝淋巴结肿大，常累及对侧。

（2）乳头乳晕湿疹样癌（Paget 病）：恶性程度低，进展缓慢。初为乳头瘙痒、烧灼感，有脱屑，后乳头、乳晕皮肤粗糙、糜烂，如湿疹样，进而形成溃疡，上覆黄褐色鳞屑样痂皮。多为单侧发病。

2. 临床分期（表 2-8）。

表 2-8　乳腺癌的临床分期

T_0	原发肿瘤未查出	N_0	同侧腋窝淋巴结无转移
Tis	原位癌（非浸润性癌及未查见肿块的乳头乳晕湿疹样癌）	N_1	同侧腋窝可推动的淋巴结转移
T_1	肿瘤最大直径≤2cm	N_2	同侧腋窝淋巴结转移融合，或与周围组织粘连
T_2	2cm<肿瘤最大直径≤5cm	N_3	同侧锁骨上淋巴结及同侧胸骨旁淋巴结转移

续表

T_3	肿瘤最大直径>5cm	M_0	无远处转移
T_4	肿瘤侵及皮肤，包括炎性乳腺癌	M_1	有远处转移

根据以上情况进行组合，可把乳腺癌分为以下各期：	
$TisN_0M_0$	0期
$T_1N_0M_0$	Ⅰ期
$T_{0\sim1}N_1M_0$、$T_2N_{0\sim1}M_0$、$T_3N_0M_0$	Ⅱ期
$T_{0\sim2}N_2M_0$、$T_3N_{1\sim2}M_0$、T_4任何NM_0、任何TN_3M_0	Ⅲ期
包括M_1的任何TN	Ⅳ期

（四）诊断

乳腺癌的早期体征有局限性腺体增厚，乳头溢液、糜烂和倾斜内陷，局部皮肤内陷或“酒窝状”改变。辅助检查中B超示边界不清的低回声团块，周边可见明显血流信号；X线检查表现为边界不规则或呈毛刺状的高密度影，或细小密集的钙化点；核芯针穿刺、真空辅助微创旋切术和切除活检是明确诊断最主要的方法。

（五）手术适应证和禁忌证、术式

1. 手术适应证和禁忌证

（1）适应证：0、Ⅰ、Ⅱ期以及部分Ⅲ期而无手术禁忌证的患者。

（2）禁忌证：有远处转移、一般情况差、恶病质、重要脏器的严重疾病，不能耐受手术者；年老体弱不宜手术者。

2. 术式

（1）乳腺癌根治术：切除整个乳房、胸大肌、胸小肌及腋窝淋巴结、锁骨下淋巴结。已较少应用。

（2）乳腺癌扩大根治术：在根治术基础上同时清除胸骨旁淋巴结。很少应用。

（3）乳腺癌改良根治术：Ⅰ、Ⅱ期乳腺癌应用，保留胸肌。目前最常应用。

（4）单纯乳房切除术：适于原位癌、微小癌及年老体弱者。

（5）保留乳房的乳腺癌切除术：适于Ⅰ、Ⅱ期患者，单发病灶，无乳头溢液，切除肿块周围1～2cm的组织及胸大肌筋膜，确保切缘阴性，腋窝淋巴结清扫；术后必须辅以放疗等。

（6）前哨淋巴结活检是新进展之一，其状况对决定是否行腋窝淋巴结清扫术有一定指导作用。

（六）综合治疗和预防

1. 综合治疗

（1）化疗：术后早期使用（不超过1个月），浸润性肿瘤直径大于2cm、淋巴结转移是化疗的指征。经典化疗方案为CMF（环磷酰胺、甲氨蝶呤、氟尿嘧啶）方案。目前化疗常采用CAF（环磷酰胺、多柔比星、氟尿嘧啶）方案、AT（蒽环类、紫杉醇类）方案。治疗以6个周期为宜。

手术前辅助化疗多用于Ⅲ期病例，主要为消灭、控制可能已经转移的微小病灶，同时可探测肿瘤对药物的敏感性。

（2）内分泌治疗：乳腺癌激素受体（ER、PR）检测阳性是内分泌治疗的一个最重要的依据。

卵巢去势是最常见的非药物内分泌治疗。目前最多应用药物治疗，包括：①竞争性治疗。可应用于绝经前和绝经后患者。他莫昔芬（三苯氧胺）、托瑞米芬为雌激素受体竞争性抑制剂。②抑制性治疗。芳香化酶抑制剂于绝经后妇女使用可抑制雄激素转化为雌激素，包括类固醇类的依西美坦，非类固醇类的来曲唑和阿那曲唑。③添加性治疗。常用孕激素类药物，在绝经前妇女负反馈抑制下丘脑-垂体-肾上腺轴。

（3）放疗：放疗可以减少局部和区域复发，提高生存率，缩小手术范围，提高生存质量。

（4）靶向治疗：如曲妥珠单抗（赫赛汀）对 HER2 过度表达的患者有一定效果，可降低乳腺癌复发率。

（5）其他：免疫治疗、中药治疗等。

2. 预防　目前认为乳腺钼靶 X 线摄片联合 B 超检查是最有效的乳腺癌筛查手段。

【名师助记】

乳腺癌多见淋巴转移。

“酒窝征”——累及 Cooper 韧带；“橘皮样变”——皮下淋巴管被癌细胞阻塞。

炎性乳腺癌：皮肤发红、水肿，皮温高，恶性程度最高。

湿疹样癌：乳头有瘙痒、烧灼感，糜烂如湿疹样，恶性程度低，预后好。

钼靶 X 线摄片用于乳腺癌筛查。核芯针穿刺和切除活检是明确诊断最主要的方法。

【仿真自测】

1. T_1 乳腺癌的肿块最长径不超过
   A. 1cm　　B. 2cm
   C. 3cm　　D. 4cm
   E. 5cm
2. 目前确定乳腺肿块性质最可靠的方法是
   A. X 线摄片　　B. B 超
   C. 近红外线扫描　　D. 液晶热图像
   E. 活组织病理检查
3. 乳腺癌侵及 Cooper 韧带可导致
   A. 皮肤凹陷　　B. 橘皮样变
   C. 卫星结节　　D. 铠甲状癌
   E. Paget 病

[答案] 1. B　2. E　3. A

4. 恶性程度最高、预后最差的乳腺癌是
   A. 乳头乳晕湿疹样癌
   B. 乳头状癌
   C. 炎性乳腺癌
   D. 髓样癌(伴淋巴细胞浸润)
   E. 髓样癌(不伴大量淋巴细胞浸润)
5. 乳腺癌扩大根治术的切除范围包括
   A. 乳房及同侧腋窝淋巴结
   B. 乳房、胸大肌、胸小肌及其筋膜
   C. 乳房、胸大肌、胸小肌及同侧腋窝淋巴结
   D. 乳房、胸大肌、胸小肌及同侧腋窝、胸骨旁淋巴结
   E. 乳房、胸大肌、胸小肌及同侧腋窝、锁骨下、胸骨旁淋巴结

第六节 中 毒

一、总论

【自测摸底】

砷中毒时,患者的呼吸气味可呈
A. 烂苹果味
B. 腥臭味
C. 蒜臭味
D. 酒味
E. 苦杏仁味

【名师精讲】

(一)临床表现

1. 急性中毒

(1) 皮肤、黏膜:灼伤见于腐蚀性毒物中毒;皮

[答案] 4. C 5. E

肤、黏膜发红常见于酒精、阿托品等中毒;一氧化碳中毒时,口唇黏膜呈樱桃红色;发绀多见于能够引起血红蛋白氧合不足的毒物或产生高铁血红蛋白的毒物中毒(如亚硝酸盐);黄疸多由导致肝损害(如毒蕈、蛇毒、鱼胆)或急性溶血(如砷化氢中毒)的毒物引起。

(2) 眼部:瞳孔扩大见于阿托品、莨菪碱类等中毒;瞳孔缩小见于有机磷杀虫药、吗啡、氯丙嗪中毒。

(3) 神经系统:谵妄见于阿托品、酒精、抗组胺药中毒;肌纤维颤动见于胆碱酯酶抑制剂(有机磷杀虫药、毒扁豆碱)等中毒;昏迷是急性中毒的常见表现,由毒物引起中毒性脑病所致,常见有吗啡、催眠药、酒精及镇静麻醉药等。

(4) 呼吸系统:酒精中毒有酒味;氰化物中毒有苦杏仁味;有机磷杀虫药中毒、砷中毒、硒中毒有蒜味。呼吸中枢兴奋剂、甲醇及水杨酸类中毒可引起呼吸加快;镇静安眠药、吗啡中毒可使呼吸减慢。刺激性气体、磷化锌、有机磷杀虫药中毒可引起肺水肿。

(5) 循环系统:多种毒物可引起心律失常、心搏骤停、休克,如洋地黄、三环类抗抑郁药、氨茶碱等,以及严重低钾血症(排钾型利尿剂)。

(6) 消化系统:急性中毒可表现为呕吐、腹泻、腹痛、肝损害。

(7) 泌尿系统:可引起急性肾衰竭,如汞、铊、毒蕈等毒物以及氨基糖苷类、头孢菌素类等抗菌药物。

(8) 血液系统:溶血性贫血见于砷化氢、伯氨喹、毒蕈等中毒;白细胞减少和再生障碍性贫血见于氯霉素、抗癌药、苯中毒等;部分药物(如阿司匹林、肝素、氯霉素、抗癌药)或毒物(如敌鼠、蛇毒等)引起止凝血障碍而导致出血。

2. 慢性中毒

(1) 神经系统:痴呆多见于四乙铅、一氧化碳中毒等;帕金森综合征见于锰、一氧化碳、吩噻嗪中毒等;周围神经病常见于铅、砷、铊、有机磷杀虫药中毒等。

（2）消化系统:中毒性肝病主要见于砷、四氯化碳、氯丙烯中毒等。

（3）泌尿系统:中毒性肾病主要见于镉、汞、铅中毒等。

（4）血液系统:白细胞减少和再生障碍性贫血常见于苯中毒等。

（5）骨骼系统:氟可引起氟骨症;黄磷可引起下颌骨坏死。

（二）治疗和预防

1. 急性中毒的治疗原则

（1）立即终止接触毒物。

（2）迅速清除进入体内已被吸收或尚未吸收的毒物。

（3）如有可能,及时使用特效解毒剂或拮抗剂。

（4）积极对症治疗/复苏。

（5）预防并发症。

2. 慢性中毒的治疗原则

（1）解毒疗法:慢性铅、汞、砷、锰等中毒可采用金属解毒药。

（2）对症疗法。

【名师助记】

皮肤樱桃红色——CO 中毒、氰化物中毒;发绀——亚硝酸盐中毒。

瞳孔扩大——阿托品中毒;瞳孔缩小——有机磷杀虫药、吗啡、氯丙嗪中毒。

呼吸有蒜味——有机磷杀虫药中毒;呼吸有苦杏仁味——氰化物中毒。

急性中毒治疗的第一步是立即终止接触毒物。

【仿真自测】

1. 对于急性中毒者,治疗上采取的首要措施是
   A. 吸氧
   B. 导泻
   C. 维持生命体征并终止毒物接触
   D. 洗胃
   E. 使用特效解毒剂

（2~3 题共用备选答案）
   A. 苦杏仁味　　B. 蒜味
   C. 腥臭味　　D. 酒味
   E. 烂苹果味

2. 氰化物中毒时患者呼吸的气味是
3. 有机磷杀虫药中毒时患者呼吸的气味是

二、急性有机磷杀虫药中毒

【自测摸底】

1. 有机磷杀虫药中毒的发病机制主要是有机磷抑制了
   A. 胆碱酯酶
   B. 葡糖-6-磷酸脱氢酶
   C. 细胞色素氧化酶
   D. 糜蛋白酶
   E. 乳酸脱氢酶
2. 下列临床表现中最有利于有机磷杀虫药中毒诊断的是
   A. 昏迷　　B. 发绀
   C. 气急　　D. 蒜臭
   E. 腹泻

［答案］1. C　2. A　3. B

【名师精讲】

（一）病因和中毒机制

有机磷杀虫药与乙酰胆碱酯酶结合，使乙酰胆碱分解减少，体内大量堆积，导致胆碱能神经先兴奋后抑制的一系列临床表现，即毒蕈碱样、烟碱样和中枢神经系统症状。

（二）临床表现和分级

1. 毒蕈碱样症状　最早出现。因副交感神经末梢兴奋导致脏器平滑肌痉挛、腺体分泌增多和部分交感神经支配的汗腺分泌增多。表现为恶心、呕吐、腹痛、腹泻；瞳孔缩小；流涎、流泪、多汗或大汗淋漓；心搏减慢；痰多、气急、肺部湿啰音，严重者出现肺水肿、呼吸衰竭。

2. 烟碱样症状　交感神经节和横纹肌运动神经兴奋性增高引起肌纤维、肌束震颤，常从小肌群开始，严重者可出现肌无力，甚至因呼吸肌麻痹而死亡；交感神经节兴奋，节后纤维释放儿茶酚胺增多，使血管收缩、血压升高、心律失常、体温升高。

3. 中枢神经系统症状　主要表现为头晕、头痛、乏力、烦躁不安、共济失调，重者意识模糊，甚至昏迷，可发生脑水肿、呼吸衰竭。

4. 迟发性多发神经病　在急性中毒症状消失后2~3周发生迟发性神经损害，出现感觉、运动型多发性神经病变的症状和体征，病变主要累及肢体末梢。

5. 中间型综合征　多发生在重度中毒、中毒后24~48小时和复能药用量不足的患者，突然出现肌肉无力，引起通气障碍性呼吸困难或衰竭，可导致死亡。

6. 局部损害　过敏性皮炎、皮肤水疱和剥脱性皮炎。

7. 中毒程度的分级　有机磷杀虫药中毒的急性胆碱能危象可分为轻、中、重三级（表2-9）。

表 2-9　有机磷杀虫药中毒的急性胆碱能危象分级与临床表现

分级	临床表现	全血胆碱酯酶活力
轻度中毒	头晕、头痛、恶心、呕吐、出汗、胸闷、视物模糊、无力等症状，瞳孔可能缩小	一般在 50% ~70%
中度中毒	除上述中毒症状外，尚有肌束震颤，瞳孔缩小，轻度呼吸困难，大汗、流涎，腹痛、腹泻，步态蹒跚，神志清楚或模糊，血压可以升高	一般在 30% ~50%
重度中毒	除中度中毒症状外，出现神志不清、昏迷，瞳孔如针尖大小，呼吸极度困难、发绀，肺水肿，全身明显肌束震颤，大小便失禁，可发生呼吸肌麻痹。少数患者可出现脑水肿、心率减慢、心律不齐、血压下降等	一般在 30% 以下

（三）诊断与鉴别诊断

1. 诊断依据

（1）确切的有机磷杀虫药接触史。特殊的大蒜气味也是重要的诊断依据。

（2）典型的临床表现，如呕吐、流涎、流泪、多汗、血压升高、瞳孔缩小、肺部湿啰音等，有重要的诊断意义。

（3）全血胆碱酯酶活力降低至 70% 以下。

2. 鉴别诊断

（1）中暑：多发生在气温高、空气不流通的场所。

（2）急性胃肠炎：发病与进食不洁净饮食有关，有一定的人群聚集性，常表现为急性呕吐、腹泻症状。

（3）乙型脑炎：夏季高发，主要表现为高热、意识障碍、脑膜刺激征、神经系统损害等。

（四）治疗

1. 终止接触毒物，迅速清除毒物

（1）立即离开现场，脱去污染的衣物，用肥皂水清洗。

（2）敌百虫中毒禁用2%的碳酸氢钠洗胃。

（3）甲拌磷、内吸磷、对硫磷、乐果、马拉硫磷中毒忌用高锰酸钾液洗胃。

（4）洗胃后常用硫酸钠和硫酸镁导泻。

2. 应用解毒药

（1）抗胆碱药：常用药为阿托品。能与乙酰胆碱争夺胆碱受体，起到阻断乙酰胆碱的作用。阿托品对缓解毒蕈碱样症状和对抗呼吸中枢抑制有效，直到毒蕈碱样症状明显好转或出现"阿托品化"表现。阿托品化表现为临床上出现瞳孔扩大、口干、皮肤干燥、颜面潮红、肺部湿啰音消失、心率加快。当出现阿托品化表现后，应减少阿托品剂量或停药观察。

（2）胆碱酯酶复活剂：常用氯解磷定、碘解磷定、双复磷等。能使被抑制的胆碱酯酶恢复活性，对解除烟碱样症状较有效。

3. 支持和对症治疗　有机磷杀虫药中毒的主要死亡原因是呼吸衰竭。保持呼吸道通畅，及时给氧，必要时机械通气、血液净化。

【名师助记】

有机磷杀虫药抑制胆碱酯酶活性，全血胆碱酯酶活力<70%可诊断为中毒。

毒蕈碱样症状：小抽水（瞳孔缩小；平滑肌痉挛；腺体分泌增多，流涎、流泪、肺湿啰音）。

烟碱样症状：震颤、升压、快心率。

阿托品抗胆碱，解磷定恢复胆碱酯酶活性。

迟发性多发神经病在急性中毒症状消失后2~3周发生迟发性神经损害。中间型综合征发生在中毒后24~48小时。

【仿真自测】

1. 男，22岁。口服不详农药60ml，呕吐，流涎，走路不稳，视物模糊，呼吸困难，口中有大蒜样气味。最重要的实验室检查是
   A. 血胆碱酯酶活力
   B. 血电解质
   C. 尿中磷分解产物检测
   D. 肝、肾功能检查
   E. 血气分析
2. 敌百虫中毒者洗胃禁用
   A. 1∶5 000高锰酸钾　B. 2%碳酸氢钠
   C. 0.3%过氧化氢　D. 0.3%氧化镁
   E. 5%碳酸钠

三、急性一氧化碳中毒

【自测摸底】

1. 确定CO中毒的依据是
   A. CO接触史　B. 突发昏迷
   C. 皮肤、膜呈樱桃红色　D. COHb(+)
   E. 排除其他昏迷

［答案］1. A　2. B

2. 可缩短昏迷时间和病程，预防 CO 中毒引起的迟发性脑病的氧疗是

A. 呼吸新鲜空气　　B. 鼻导管吸氧
C. 人工呼吸　　D. 面罩吸氧
E. 高压氧舱

【名师精讲】

（一）病因和中毒机制

一氧化碳（CO）入血后，与血红蛋白形成不易解离的碳氧血红蛋白（COHb），使血液的带氧功能发生障碍，引起组织缺氧。同时，高浓度的一氧化碳还可与含二价铁的蛋白质结合，损害线粒体功能；影响细胞呼吸和氧化过程。缺氧后引起急性脑水肿，严重时可发生血栓形成。

（二）临床表现

1. 急性中毒　临床表现见表 2-10。

表 2-10　急性一氧化碳中毒的临床表现

中毒程度	COHb 浓度	临床特点
轻度	10%～20%	头痛、头晕、恶心、呕吐、心悸和四肢无力，脱离现场、吸入新鲜空气后或氧疗后可缓解
中度	30%～40%	胸闷、气短、呼吸困难、幻觉、视物不清、运动失调及意识障碍，氧疗后可恢复正常
重度	40%～60%	迅速昏迷、呼吸抑制、肺水肿、心律失常或心力衰竭，可呈去皮质综合征状态

2. 急性一氧化碳中毒迟发脑病(神经精神后遗症) 在意识恢复后2~60天,出现以下表现之一:①神经或意识障碍,呈现痴呆木僵、谵妄状态或去皮质状态;②锥体外系功能障碍,出现帕金森综合征;③锥体系神经损害表现,如偏瘫、病理反射阳性或小便失禁等;④大脑皮质局灶性功能障碍表现,如失语、失明、不能站立及继发性癫痫;⑤脑神经及周围神经损害表现,如视神经及周围神经病变等。

(三)诊断

1. 有吸入较高浓度CO史。

2. 急性发生的中枢神经损害的症状和体征。

3. 血液COHb测定有助于确定诊断。

(四)治疗、预防并发症和后遗症

1. 终止CO吸入。

2. 氧疗

(1)吸氧。

(2)高压氧舱治疗:可迅速纠正组织缺氧,缩短昏迷时间和病程,预防CO中毒引起的迟发性脑病。

3. 生命脏器功能支持 无高压氧舱治疗指征者,推荐给予100%氧疗,直至症状消失及COHb浓度降至10%以下;有心肺基础疾病的患者,建议100%氧疗至COHb浓度降至2%以下。

4. 防治脑水肿 常用20%甘露醇静脉快速滴注(10ml/min)或注射呋塞米。

5. 促进脑细胞代谢 常用药物有三磷酸腺苷、辅酶A、细胞色素C和大量维生素C等。

6. 防治并发症和后遗症。

【名师助记】

COHb>10%提示CO中毒。中毒迟发脑病(神经精神后遗症)在意识恢复后2~60天出现。急救的关键在于脱离现场,终止CO吸入,吸氧和高压氧舱治疗是关键。

【仿真自测】

1. 一氧化碳中毒现场急救首先采取的是
   A. 吸氧
   B. 建立静脉通道
   C. 就地心肺复苏
   D. 清洗皮肤
   E. 撤离现场
2. 重症一氧化碳中毒患者最有效的治疗措施是
   A. 鼻导管间断低流量吸氧
   B. 高压氧舱治疗
   C. 持续低流量吸氧
   D. 鼻导管吸入纯氧
   E. 吸氧面罩吸氧

第七节 中 暑

【自测摸底】

（1~2 题共用备选答案）

A. 辐射散热　　B. 对流散热
C. 传导散热　　D. 蒸发散热
E. 传导和蒸发散热

1. 给高热患者使用冰帽的散热方式属于
2. 用酒精给高热患者擦浴的散热方式属于

【名师精讲】

（一）病因和发病机制

中暑的原因：①环境温度过高；②人体产热增加；

［答案］1. E　2. B

③散热障碍;④汗腺功能障碍。炎热季节常为中暑的发病诱因。

中暑损伤主要是由于体温过高(>42℃)对细胞有直接损伤作用,引起酶变性、线粒体功能障碍、细胞膜稳定性丧失和有氧代谢途径中断,导致多器官功能障碍或衰竭。

(二)临床表现

1. 热痉挛 主要表现为严重的肌痉挛伴有收缩痛。由于出汗过多、口渴,大量饮水而盐分补充不足以致血中氯化钠浓度显著下降,引起四肢阵发性强直性痉挛,最多见于腓肠肌,常伴有肌肉疼痛、腹绞痛及呃逆。体温大多正常。血钠和氯化物浓度降低,尿肌酸浓度升高。

2. 热衰竭 常发生于老年人、儿童、慢性疾病患者。患者先有头痛、头晕、恶心,继而有口渴、胸闷、脸色苍白、冷汗淋漓、脉搏细弱或缓慢、血压偏低。可有晕厥,并有手足抽搐。体温可轻度升高。重者出现周围循环衰竭。实验室检查有血细胞比容升高、高钠血症、轻度氮质血症和肝功能异常。

3. 热射病 高热(>41℃)和意识障碍。依次影响脑、肝、肾和心脏。

(1)劳力性热射病:多因高温环境下内源性产热过多所致。患者大量出汗,心率可达160~180次/min,脉压增大。此类患者可发生横纹肌溶解、急性肾衰竭、肝衰竭或多器官功能障碍,病死率较高。

(2)非劳力性热射病:主要是在高温环境下体温调节功能障碍引起散热减少。病初表现为行为异常或癫痫发作,继而出现谵妄、昏迷和瞳孔缩小,严重者可出现低血压、休克、心律失常及心力衰竭、肺水肿和脑水肿。

（三）治疗原则

1. 热痉挛与热衰竭　应迅速将患者转移到阴凉通风处休息或静卧。口服凉盐水、清凉含盐饮料。静脉补给生理盐水、葡萄糖液和氯化钾。一般患者经治疗后30分钟到数小时内即可恢复。

2. 热射病　1小时内使直肠温度降至38.5℃以下。

（1）体外降温：将患者转移到低温环境。对无循环虚脱者，用冷水擦浴或将躯体浸入2~14℃水中传导散热降温。对循环虚脱的患者，可用15℃冷水反复擦拭皮肤或同时应用电扇；或在头部、腋窝、腹股沟处放置冰袋。

（2）体内降温：体外降温无效者，用冰盐水进行胃或直肠灌洗，也可用20℃或9℃无菌生理盐水进行血液透析或腹膜透析，或将自体血液体外冷却后回输体内降温。

（3）药物降温：常用氯丙嗪。肛温降至约38℃时应暂停，如体温回升，可重复使用。有心血管疾病病史者慎用。

（4）对症治疗：保持患者呼吸道通畅，并给予吸氧；烦躁不安或抽搐者，可用地西泮或苯巴比妥钠肌内注射；纠正水、电解质与酸碱平衡失调；应用肾上腺皮质激素防治脑水肿、肺水肿；防治感染等。

【名师助记】

热痉挛多由出汗后补水未补盐引起低钠血症所致，多见腓肠肌痉挛。热衰竭是由于大量脱水导致明显循环血容量不足所致。热射病是由于外界温度过高，患者无法散热，以高热（>41℃）和意识障碍为核心表现，故其治疗的核心是退热。

【仿真自测】

男,45岁。在太阳下从事体力劳动长达4小时,就诊时出现头晕、头痛、心慌、口渴、恶心、呕吐、皮肤湿冷、血压下降、神志模糊等症状。体温急剧升高,昏迷伴四肢抽搐。最可能的诊断是

A. 热痉挛　　B. 热射病

C. 热衰竭　　D. 低血糖

E. 脱水

[答案] B